Iris Berger

Vitamin-B$_{12}$-Mangel bei veganer Ernährung

Mythen und Realitäten, aufgezeigt anhand einer empirischen Studie

Iris Berger

VITAMIN-B$_{12}$-MANGEL BEI VEGANER ERNÄHRUNG

Mythen und Realitäten, aufgezeigt anhand
einer empirischen Studie

ibidem-Verlag
Stuttgart

Bibliografische Information der Deutschen Nationalbibliothek
Die Deutsche Nationalbibliothek verzeichnet diese Publikation in der
Deutschen Nationalbibliografie; detaillierte bibliografische Daten sind im
Internet über http://dnb.d-nb.de abrufbar.

Bibliographic information published by the Deutsche Nationalbibliothek
Die Deutsche Nationalbibliothek lists this publication in the Deutsche Nationalbibliografie;
detailed bibliographic data are available in the Internet at http://dnb.d-nb.de.

∞

Gedruckt auf alterungsbeständigem, säurefreien Papier
Printed on acid-free paper

ISBN-10: 3-8382-0037-3
ISBN-13: 978-3-8382-0037-8

© *ibidem*-Verlag
Stuttgart 2009

Alle Rechte vorbehalten

Printed in Germany

Diese Arbeit widme ich allen Individuen, die im Zusammenhang mit Vitamin B_{12} Schaden erleiden oder bereits erlitten haben:

Den Menschen, die durch falsche Informationen über den Vitamin-B_{12}-Gehalt diverser Nahrungsmittel oder die Verharmlosung der Vitamin-B_{12}-Problematik bei bestimmten Ernährungsformen an den Folgen eines Vitamin-B_{12}-Mangels erkrankt sind, insbesondere den hiervon betroffenen Kindern, deren Schäden oftmals irreversibel sind.

Den Hühnern, Ratten, Schafen und vielen anderen Tieren, die im Rahmen der Vitamin B_{12}-Forschung in Tierversuchen benutzt und umgebracht worden sind und vermutlich weiterhin werden; den Schweinen, deren Intrinsic Faktor die Grundlage moderner Vitamin-B_{12}-Analysen bildet; den Kaninchen, Mäusen, Ratten, Schafen oder anderen Tieren, die zur Bildung von Antikörpern gegen Vitamin B_{12} für noch fortschrittlichere Analysemethoden benutzt werden.

Und nicht zuletzt allen Tieren, die im Namen einer „natürlichen" und „ausgewogenen" Ernährung unter anderem als Vitamin-B_{12}-Quelle betrachtet und für die menschliche Ernährung gezüchtet, gehalten, ausgebeutet und geschlachtet werden.

Inhaltsverzeichnis

Vorwort

Dieses Buch stellt eine ernährungswissenschaftliche Auseinandersetzung mit der Problematik der Vitamin-B_{12}-Versorgung bei veganer Ernährung dar. Weshalb hierbei das Vitamin B_{12} durchaus zum Problem und somit nicht zuletzt dem Veganismus selbst zur Gefahr werden kann, soll im Rahmen dieser Arbeit unter anderem erklärt werden.

Zunächst sei jedoch darauf hingewiesen, daß der Versuch der Wahrung von Neutralität gegenüber dem Thema nicht unternommen wird. Eine etwaige Neutralität könnte nur eine vorgebliche sein, denn ich als Verfasserin stehe dem Veganismus weitaus mehr als nur „aufgeschlossen" gegenüber – als langjährige Veganerin fühle ich mich dem „veganen Gedanken" und „veganen Ideen", somit auch der veganen Ernährung, eng verbunden. Meine – zwar nicht primär aus ernährungswissenschaftlicher Sicht, jedoch eindeutig gegebene – Befürwortung des Veganismus geht allerdings nicht mit der unter VeganerInnen verbreiteten Haltung einher, die vegane Ernährung als „natürliche" oder heilbringende Ernährung, bei der grundsätzlich keine Probleme auftauchen können oder Fragen geklärt werden müssen, zu idealisieren. Vielmehr vertrete ich die Position, daß die Versorgung insbesondere mit Vitamin B_{12} dringend einer umfassenden und kritischen Diskussion sowohl innerhalb der veganen Bewegung als auch in den Ernährungswissenschaften bedarf.

So sind auch die in meinen Augen hohe Bedeutung der Erforschung der Thematik sowie meine Motivation für dieselbe zu verstehen.

Weitere nährstoffliche Aspekte veganer Ernährung – wie beispielsweise Diskussionen über die Versorgung mit Calcium, Eisen oder Vitamin D – werden in diesem Buch nicht behandelt. Deren Thematisierung mag bedeutungsvoll sein, weist aber bei veganer Ernährung nicht die Brisanz der Vitamin-B_{12}-Thematik auf, schon da die Zufuhr bzw. Bildung jener Nährstoffe grundsätzlich durch pflanzliche Lebensmittel bzw. durch Sonnenlicht (bei Vitamin D) möglich ist. Das Nichtvorhandensein dieser Möglichkeiten verschafft Vitamin B_{12} eine gesonderte Position und ist zugleich Ursache und

Verstärker dafür, daß Vitamin B_{12} bei veganer Ernährung *das* Thema ist bzw. sein sollte.

Bezüglich einer detaillierten Gesamtbewertung veganer Ernährung wird Bezug genommen auf die Position der *ADA (American Dietetic Association)* und *DC (Dietitians of Canada)* zu vegetarischen Ernährungsformen:

> Gut geplante vegane und andere vegetarische Ernährungsformen sind für alle Lebensphasen geeignet, inklusive während der Schwangerschaft, Stillzeit, des Kleinkindalters, der Kindheit und Jugendzeit[1] [1].

Wie eine „gute Planung" hinsichtlich der Versorgung mit Vitamin B_{12} aussehen und praktisch gestaltet werden kann, wird auch Bestandteil des Buches sein.

Das Buch gliedert sich in einen theoretischen und einen empirischen Teil. Nachdem im 2. und 3. Kapitel die theoretischen Grundlagen für das Verständnis des Veganismus, des Vitamin B_{12} sowie die Versorgungsmöglichkeiten bei veganer Ernährung gelegt werden, werden im 4. Kapitel die Ergebnisse einer schriftlichen Befragung sich dem Veganismus zuordnender Personen hinsichtlich ihrer Einstellungen zur und ihrem Umgang mit der Vitamin-B_{12}-Versorgung vorgestellt.

Im 5. Kapitel werden die Untersuchungsergebnisse theoretisch eingeordnet und aus ihnen Möglichkeiten zur Optimierung der Vitamin-B_{12}-Versorgung abgeleitet, durch die ein Vitamin-B_{12}-Mangel bei veganer Ernährung effektiv und möglichst präventiv verhindert werden kann.

Diese Arbeit wurde zunächst als Diplomarbeit für den Fachbereich Oecotrophologie (Haushalts- und Ernährungswissenschaften) verfaßt und nun zur Veröffentlichung als Buch überarbeitet. Die Ausbildung zur Oecotrophologin basiert wie viele Ausbildungen bzw. Berufe in dieser speziesistischen Gesellschaft auf der Ausbeutung nichtmenschlicher Tiere. Ich habe mich dennoch zur Absolvierung des Oecotrophologiestudiums entschlossen, um zur – für die Befreiung aller Tiere notwendigen –

---

[1] Original: „Well-planned vegan and other types of vegetarian diets are appropriate for all stages of the life cycle, including during pregnancy, lactation, infancy, childhood, and adolescence."

gesellschaftlichen Anerkennung des Veganismus ernährungswissenschaftliche Beiträge leisten zu können, die ohne einen der in dieser Welt so bedeutungsvollen akademischen Grade höchstwahrscheinlich nicht das gleiche Gehör finden würden. Dennoch sagt die Auszeichnung einer Person als Oecotrophologe oder Oecotrophologin wenig über deren Kenntnisse hinsichtlich eines speziellen Gebietes wie „vegane Ernährung" oder „Vitamin B_{12}" aus. Nähme ich die während meines Studiums zu diesen Themen vermittelten Kenntnisse zur Grundlage, würden sich meine Ausführungen zur Vitamin-B_{12}-Versorgung bei veganer Ernährung darauf beschränken, daß Vitamin B_{12} in Algen oder Bier vorhanden sei, VeganerInnen jedoch mit diesem Vitamin – so wie mit zahlreichen anderen Nährstoffen – generell unterversorgt seien, und zu VeganerInnen allgemein hätte ich zu bemerken, daß diese sich an durch ihre „Plastikschuhe" verursachten Schweißfüßen nicht stören und von ihrer Einstellung her jegliche Form der Nahrungsergänzung per se ablehnen würden, wie ich es gleich im ersten Semester habe lernen dürfen.

Der Benutzung von durch Tierausbeutung gewonnenen Stoffen, welche in diesem Studiengang an der Tagesordnung ist, habe ich mich stets (teilweise mit erheblichen Schwierigkeiten, wobei die Problematik, von manchen ProfessorInnen und KommilitonInnen als „Verrückte" angesehen zu werden, noch die geringste, wenn auch die unangenehmste, war) verweigert. Nicht verweigern konnte ich mich der Wiedergabe von meinen Überzeugungen widersprechendem Wissen, welches ich mir – so wie der Großteil meiner KommilitonInnen – zumeist per „Bulimie-Lernen" aneignen mußte; die Konzipierung des Studiengangs läßt zumindest dort, wo ich studiert habe, in den meisten Bereichen weder anderes Lernen zu noch verlangt sie es. Hieraus mag sich teilweise erklären, weshalb viele OecotrophologInnen beispielsweise über Veganismus oder Vitamin B_{12} nicht viel wissen. Auch mein Wissen über die Vitamin-B_{12}-Versorgung bei veganer Ernährung ist keineswegs perfekt oder vollständig: Sicherlich gibt es Menschen, z.B. manche gut informierten VeganerInnen – ich schätze es sehr, daß es diese gibt –, die zum ein oder anderen Thema aus diesem Bereich mehr Sachkenntnis haben als ich. Aber ich habe mich bemüht, das aus meiner Sicht Wesentliche zusammenzutragen, um einen Überblick über gängige

Annahmen zu Möglichkeiten der Vitamin-B_{12}-Aufnahme zu geben sowie eine Beurteilung der von VeganerInnen praktizierten Zufuhr zu ermöglichen.

In diesem Buch wird die Rechtschreibreform ignoriert, es ist gemäß den Regeln der „guten alten" Rechtschreibung verfaßt.

Ich danke meinem guten Freund Günther Rogausch, der mich längst nicht nur bei dieser Arbeit moralisch wie fachlich enorm unterstützt hat.

Bei Daniel Berger bedanke ich mich für die Gestaltung des Covers.

Außerdem möchte ich allen Menschen danken, die sich an meiner Umfrage „Vitamin-B_{12}-Versorgung bei veganer Ernährung" beteiligt haben sowie allen, die durch das Verteilen von Flyern, die Weitergabe von Fragebögen oder sonstiges Bewerben der Umfrage für deren Verbreitung gesorgt haben.

Iris Berger, im August 2009

1. Einleitung

Es ist bemerkenswert, daß für das zuletzt entdeckte Vitamin, dessen Isolation (1948) zeitlich hinter der Konzipierung des Veganismus (1944) liegt, heute wie „bei keinem anderen Nährstoff so kontrovers die Frage diskutiert [wird], inwieweit eine ausreichende Versorgung mit ausschließlich pflanzlicher Ernährung möglich ist [2]."

Diese Diskussion wird zwar intern (d.h. unter VeganerInnen) wie auch extern (z.b. innerhalb der Ernährungswissenschaften) geführt, erfüllt jedoch – wie mein Buch zeigen wird – zumeist nicht den Zweck, die Versorgung mit dem Vitamin zu verbessern, sondern sorgt oftmals ihrerseits für (weitere) Verwirrung hinsichtlich dieses äußerst komplexen Themas. Wie jedoch kann ein Thema, das nun schon seit Jahrzehnten intensiv erforscht wird, immer noch so viele ungeklärte Sachverhalte aufweisen, daß verschiedene WissenschaftlerInnen und Institutionen sich in ihren Erkenntnissen und Empfehlungen bezüglich der Versorgung mit Vitamin B_{12} bei veganer Ernährung teilweise erheblich widersprechen? Welche Auswirkungen hat diese Unklarheit auf diejenigen, die sich vegan ernähren (möchten)?

Die Debatte um die Vitamin-B_{12}-Versorgung begleitet die vegane Bewegung schon beinahe seit ihrem Bestehen. Während die ersten VeganerInnen von Vitamin B_{12} noch nichts wissen konnten, wie ein Bericht des (Mit-)Erfinders des Wortes „vegan" verdeutlicht

> [...] Vitamin B_{12} war noch nicht entdeckt worden. Es ist nicht erstaunlich, daß einige VeganerInnen, die dieses Vitamin nicht in ihrem eigenen Darm bilden konnten, nach einigen Jahren krank wurden[2] [3],

wurde bereits in den 1950er Jahren Vitamin-B_{12}-Mangel mit veganer Ernährung in Zusammenhang gebracht [4].

Heute werden VeganerInnen zumeist recht früh auf die Problematik der Vitamin-B_{12}-Versorgung aufmerksam, da diese in fast sämtlicher Literatur zum Veganismus, in veganen Gruppierungen und nicht zuletzt auf entsprechenden Internetplattformen aufgegriffen wird. Ob hieraus ein guter

---

[2] Original: „ [...] vitamin B_{12} had not yet been discovered. Not surprisingly, some vegans who could not manufacture this vitamin in their own gut fell ill after a few years."

Informationsstand und ein entsprechendes Verhalten, d.h. eine ausreichende Versorgung mit Vitamin B_{12}, resultieren, ist allerdings fraglich.

Auch wenn laut einer Studie aus dem Jahr 2008 [5] nur etwa 0,1% der Menschen in Deutschland eine „vegane Kost" praktizieren[3] – Schätzungen vegetarischer Organisationen, nach denen es 1995 hierzulande 230000 VeganerInnen geben sollte [6], sind meiner Ansicht nach übertrieben –, so handelt es sich allein in Deutschland doch immerhin um über 82000 Menschen, die im Falle einer unzureichenden oder fehlenden Zufuhr von Vitamin B_{12} von den Folgen eines ernährungsbedingten Vitamin-B_{12}-Mangels bedroht wären.

Hier gilt es zu intervenieren, um die fatalen Folgen eines solchen Defizits insbesondere für vegane Säuglinge und Kleinkinder, teilweise aber auch Erwachsene, abzuwenden. In diesem Sinne stellt die Ermittlung der Möglichkeiten zur Vitamin-B_{12}-Zufuhr bei veganer Ernährung eine wichtige Aufgabe sowohl für die Ernährungswissenschaft als auch für vegane Organisationen dar.

---

[3] Die exakte Angabe von 0,04% der Männer und 0,13% der Frauen (insgesamt 0,09% der TeilnehmerInnen) entstammt einem persönlichem E-Mail-Kontakt mit Dr. Marianne Eisinger-Watzl (Öffentlichkeitsarbeit NVS II) vom 10.03.2008.

2. Definitionen, Abgrenzungen und Grundlagen

2.1 Zum Begriff „vegan"

Das Wort „vegan" wurde nach seit Anfang des 20. Jahrhunderts immer wiederkehrenden Bemühungen durch einzelne VegetarierInnen, die den Konsum von Milch- und Eiprodukten sowie das Tragen von „Leder" – vorwiegend aufgrund der dadurch aufrechterhaltenen Verbindung zum Schlachthaus – ablehnten, eine heute als vegan bezeichnete Lebensweise innerhalb der britischen *Vegetarian Society* zu etablieren bzw. den Vegetarismus dahingehend umzudefinieren, aus den ersten drei und den letzten beiden Buchstaben des Wortes „vegetarian" gebildet. Folge war die Gründung einer eigenen Dachorganisation, der *Vegan Society* [7].

Seit den 1980er Jahren gibt es ähnliche Diskussionen unter VegetarierInnen auch im deutschsprachigen Raum, wo sich der Veganismus verstärkt seit 1991 – ausgelöst durch die Gründung der Gruppe *Vegane Offensive Ruhrgebiet (VOR)* – verbreitet hat.

Der Terminus „veganisch" wird zumeist von KritikerInnen bzw. in einem abwertenden Sinn gebraucht und von VeganerInnen als Verunglimpfung empfunden.

2.1.1 Grundidee des Veganismus

Ernährungswissenschaftlich wird der Veganismus zumeist als (eine vegetarische/alternative) Ernährungsform eingeordnet, bei der über die Ernährung hinausgehende Aspekte höchstens als Option angerissen werden [2]. Beim Veganismus handelt es sich aber „vielmehr um ein Lebensstilkonzept […], welches, besonders beim Vorliegen ethischer Motive, nicht bloß auf die Ernährungsebene reduziert werden darf [8]."

D.h. Veganismus impliziert über den Bereich Ernährung hinaus die Vermeidung von

- Kleidung aus Tierhaut, -haaren oder anderen tierlichen Stoffen („Leder", „Pelz", „Wolle", „Seide", ...)
- Gebrauchsgegenständen, die durch Tierausbeutung produziert werden (Pinsel mit Tierhaaren, Bettwäsche mit Daunen bzw. Federn, ...)
- Kosmetika, Reinigungsmitteln und – so weit wie möglich – Medikamenten, die zum einen tierliche Bestandteile enthalten und zum anderen nicht als „tierversuchsfrei" bezeichnet werden können (im Bewußtsein, daß jeder Stoff, und sei es Wasser oder Kamille, irgendwann im Tierversuch getestet wurde oder wird)
- Zoos, Tierparks, Wildparks, Zirkussen und allen sonstigen Tierdarbietungen wie Delphinarien, Greifvogelshows, „Pferderennen" usw.
- Sportarten, die auf der Benutzung von Tieren basieren wie Reiten, Kutsche oder Hundeschlitten fahren, ...

Es werden also alle Handlungen abgelehnt bzw. vermieden, die einen Ausdruck des Herrschafts- und Unterdrückungsverhältnisses zu nichtmenschlichen Tieren darstellen.

Eine wirklich vollständige Definition des Veganismus zu geben, ist aufgrund seiner Reichweite in alle erdenklichen Lebensbereiche kaum möglich. Vom Grundgedanken her wird die Ausbeutung nichtmenschlicher Tiere[4] abgelehnt, was eine zumindest ansatzweise Hinterfragung menschlicher Macht- und Herrschaftsansprüche gegenüber diesen voraussetzt, auch wenn längst nicht alle VeganerInnen die Herrschaft ihnen gegenüber *grundsätzlich* hinterfragen oder ablehnen. So ist z.B. die sogenannte Haustierhaltung ein Bereich der Tierausbeutung, der nicht von allen VeganerInnen konsequent kritisiert wird. Ähnlich wie es zahlreiche Menschen gibt, die beispielsweise Fische oder „Geflügel", „kein rotes Fleisch" oder „nur selten Fleisch" essen und sich dennoch als VegetarierInnen verstehen bzw. bezeichnen, leben viele

---

[4] Die Bezeichnung *nichtmenschliche Tiere* wird v.a. von Menschen, die sich der Tierrechts- bzw. Tierbefreiungsbewegung zugehörig fühlen, gebraucht, um die Kluft, die durch die dualistische Einteilung in „Mensch" und „Tier" (als Sammelbezeichnung für alle Tiere, die nicht der Spezies Mensch angehören, ungeachtet ihrer Unterschiede), geschaffen wird, zu hinterfragen (weniger um biologische Gemeinsamkeiten aufzuzeigen, wobei Einige auch dies beabsichtigen). Birgit Mütherich z.B. bezeichnet die Kategorie „das Tier" als „antithetisches Konstrukt" [9].

Menschen nicht vegan, obwohl sie sich so benennen, da sie z.B. Honig konsumieren, „Leder" tragen oder „gelegentliche Ausnahmen" beim Konsum von Milchprodukten machen. Der Vegetarismus bzw. Veganismus scheint für sie erstrebenswert zu sein, ohne praktiziert zu werden.

Auch wenn VeganerInnen bei ihrem Bemühen, innerhalb einer vollkommen nicht-veganen Gesellschaft mit Tierausbeutung verbundene Handlungen weitgehend zu vermeiden, auf unzählige Grenzen stoßen[5] und sich die praktische und alltägliche Umsetzung des Veganismus Einzelner in ihrer Konsequenz unterscheidet, gibt es doch einen von den meisten VeganerInnen geteilten Grundkonsens, der in jedem Fall über den Posten Ernährung hinausgeht:

> Solche Wesen wie „Teilzeit-VeganerInnen", „teilweise VeganerInnen" oder „Ernährungs-VeganerInnen" gibt es nicht. Menschen, die nur eine pflanzenbasierte Ernährung praktizieren, sind keine VeganerInnen; sie sind *totale VegetarierInnen*. Solange jemandes Engagement nicht über den Bereich der Nahrung hinausgeht, trifft das Wort vegan nicht zu, ungeachtet dessen, wie die Medien oder gewisse Individuen oder Gruppen es anzuwenden wünschen. Anders als Vegetarismus bringt vegan zu sein nicht einfach mit sich, was eine Person *ißt* oder nicht – es umfaßt, wer eine Person *ist*[6] [10].

Daraus folgt, daß Menschen, die für ihre Ernährung die Bezeichnung „vegan" beanspruchen, ohne darüber hinaus vegan zu *leben*, nicht als VeganerInnen gelten können. Der Veganismus ist kein (sich in Ernährungslehren wie ayurvedische Ernährung, Makrobiotik, Trennkost, Rohkosternährung o.ä. einreihendes) *Ernährungskonzept*, sondern ist bereits als *Lebensweise* zur grundsätzlichen Vermeidung von Tierausbeutung konzipiert worden, wie die

---

[5] Zum einen ist die Herstellung vieler Lebensmittel und Gebrauchsgegenstände mit der Verwendung sogenannter Tierprodukte auf Wegen verbunden, die den meisten Menschen – so auch einigen VeganerInnen – nicht bekannt sind (z.B. die Filtrierung mancher Getränke mittels Gelatine), zum anderen gibt es gesellschaftlich bzw. strukturell bedingte Hindernisse, den veganen Gedanken mit äußerster Konsequenz umzusetzen (beispielsweise verschiedene Aspekte des Pflanzenanbaus).

[6] Original: „There are no such entities as „part-time vegans", „partial vegans" or „dietary vegans". People who just have a plant-based diet are not vegans; they are *total vegetarians*. Until one's commitment extends beyond the scope of food, the word vegan does not apply, regardless of how the media or certain individuals or groups wish to employ it. Unlike vegetarianism, being vegan does not entail simply what a person does or doesn't *eat* – it comprises who a person *is*. "

wohl erste Definition des Veganismus als „das Prinzip der Emanzipation der Tiere von der Ausbeutung durch den Menschen[7] [11]" aufzeigt. Die Ernährung ist also nur ein Teilbereich, der vom Veganismus umfaßt wird, auch wenn sie in der praktischen Umsetzung sicherlich den umfassendsten Aspekt ausmacht.

Obwohl es demnach eine „vegane Ernährung" – losgelöst von den weiteren Implikationen des Veganismus – nicht gibt, können die Menschen, die ihre Ernährungs- oder gar Lebensweise als „vegan" benennen und sich dabei ausschließlich „vegan ernähren" – welche Motivation sie auch immer zu diesem Verhalten bewegen mag –, vor allem aus ernährungswissenschaftlicher Sicht nicht ignoriert werden, so sehr sich VeganerInnen auch an deren Aneignung des Veganismus-Begriffs stören mögen.
Denn in Bezug auf die Vitamin-B_{12}-Versorgung spielt die nicht die Ernährung betreffende Lebensweise keine Rolle. Daher muß die Ernährungswissenschaft ihr Augenmerk ebenso auf jene richten, die ausschließlich ihre Ernährung „vegan" gestalten. Doch sollte dabei der Hintergrund des Veganismus nicht vergessen oder unterschlagen werden, um diesen nicht fälschlicherweise als Kostform zu kategorisieren.

2.1.2 „Vegane Ernährung"

Hinsichtlich dessen, was eine vegane Ernährung umfaßt und ausschließt, gibt es unterschiedliche Auffassungen. Der häufigste Streitpunkt ist hierbei Honig, dessen Konsum zwar per Definition von der veganen Ernährung ausgeschlossen ist,

> Veganismus kann definiert werden als eine Lebensweise, die danach strebt, so weit wie möglich und praktikabel alle Formen der Ausbeutung von und der Grausamkeit gegen Tiere für Nahrung, Kleidung oder jeden anderen Zweck auszuschließen. Im Bereich Ernährung bezieht sich das auf die Praxis, auf *alle* Tierprodukte zu verzichten – inklusive Fleisch, Fisch, Geflügel, Eier, Tiermilch, Honig und deren Derivate[8] [12].

---

[7] Original: „ [t]he principle of the emancipation of animals from exploitation by man"
[8] Original: „Veganism may be defined as a way of living which seeks to exclude, as far as possible and practical, all forms of exploitation of, and cruelty to, animals for food, clothing

jedoch von nicht wenigen sich dem Veganismus zuordnenden Personen mit verschiedenen Argumenten verteidigt wird. Somit wird die Vermeidung von Honig bei veganer Ernährung auch in ernährungswissenschaftlicher Literatur nur als Option [2] bzw. gar als „Extremfall [13]" benannt. Auch wenn mit dem Veganismus nicht vereinbar, so beeinflußt Honigkonsum nicht die Vitamin-B_{12}-Zufuhr sich ansonsten „vegan" Ernährender, da Honig kein Vitamin B_{12} enthält; diese Menschen sind also ebenfalls von der Vitamin-B_{12}-Problematik betroffen.

Weiterhin „unterbrechen" einige Menschen ihre vegane Ernährung gelegentlich bei Essenseinladungen, Restaurantbesuchen oder ähnlichen Anlässen; diese Praxis verstößt desgleichen gegen die Prinzipien des Veganismus. Sie hat zur Folge, daß – wahrscheinlich ausschließlich im vegetarischen Bereich zu suchende – nicht-vegane Vitamin-B_{12}-Quellen Eingang in die Ernährung finden. Es ist jedoch davon auszugehen, daß derartige Ausnahmen nicht für eine ausreichende Versorgung mit Vitamin B_{12} sorgen, da bereits angenommen wird, daß eine lacto- bzw. ovo-lacto-vegetarische Ernährung oftmals nicht genügend Vitamin B_{12} liefert, um Anzeichen eines Mangels, dessen Intensität mit dem Grad der Vermeidung von „Tierprodukten" tendenziell zunimmt, zu verhüten [14]. Vitamin B_{12} ist daher auch für (diese) VegetarierInnen ein nicht zu unterschätzendes Thema.

Der Vollständigkeit halber soll zudem erwähnt werden, daß die übliche Bezeichnung der veganen Ernährung als „ausschließlich pflanzliche Kost [2, 13]" unzutreffend ist, da durchaus nicht-pflanzliche Lebensmittel wie Salz, Pilze oder Algen einbezogen werden (können). Diese stellen jedoch allesamt keine Vitamin-B_{12}-Quellen dar (vgl. 3.1).

---

or any other purpose. In dietary terms it refers to the practice of dispensing with *all* animal produce – including meat, fish, poultry, eggs, animal milks, honey, and their derivates."

2.2 Vitamin B_{12} als essentieller Nährstoff

Vitamine sind per Definition essentiell, d.h. sie gehören zu jenen Nährstoffen, die vom menschlichen Organismus nicht synthetisiert werden können. Auf Vitamin B_{12} trifft dies genau genommen nur bedingt zu, da es von Mikroorganismen im Dickdarm produziert werden kann, von wo aus seine Resorption jedoch nicht möglich ist (vgl. 3.2.1). Daher ist die Aufnahme von Vitamin B_{12} über externe Quellen wie bei allen Vitaminen unerläßlich.
Wie die anderen Vitamine der B-Gruppe zählt Vitamin B_{12} zu den wasserlöslichen Vitaminen.

2.2.1 Aufbau und Arten von Vitamin B_{12}

Das als „das schönste und komplexeste Molekül der Natur[9] [15]" beschriebene Vitamin B_{12} ist der einzige bekannte Naturstoff, der Cobalt enthält, welches ihm seinen lateinischen Namen Cobalamin verleiht. An das zentrale Cobaltatom lagern sich vier reduzierte und substituierte Pyrrolringe an, die mit diesem über Stickstoffatome verbunden sind und das Grundgerüst des Cobalamins, das porphyrinähnliche Corrin, bilden. Hierin ähnelt das Cobalamin dem Porphyrin (Häm) des Hämoglobins sowie dem des Chlorophylls, die anstelle von Cobalt ein zentrales Eisen- bzw. Magnesium- atom enthalten. Das Cobaltatom ist außerdem an einer der beiden axialen Koordinationsstellen mit einem Dimethylbenzimidazol und an der anderen mit einem je nach Art des Cobalamins unterschiedlichen Rest verbunden:

---

[9] Original: „nature's most beautiful and most complex molecule"

-R	PERMISSIVE NAME
-CN	cyanocobalamin (vitamin B_{12})
-OH	hydroxocobalamin (vitamin B_{12a})
-H_2O	aquocobalamin (vitamin B_{12b})
-NO_2	nitritocobalamin (vitamin B_{12c})
5'-desoxyadenosyl	5'-desoxyadenosylcobalamin (coenzyme B_{12})
-CH_3	methylcobalamin (methyl B_{12})

R: Cobrynamide (Factor V_{1a})
R: Cobinamide (Factor B)
R: Cobamide
R: Cobalamin

Abbildung: Struktur des Vitamin B_{12} nach Victor Herbert [20]

Tabelle 1: Verschiedene Cobalamine

Die beiden physiologisch aktiven Verbindungen 5'-Desoxyadenosylcobalamin und Methylcobalamin üben im Körper die für Vitamine typische Funktion von Coenzymen aus (vgl. 2.2.4).

-R (Rest)	Cobalamin
-5'-Desoxyadenosyl	5'-Desoxyadenosyl-
-CH_3	Methylcobalamin
-OH	Hydroxycobalamin
-H_2O	Aquocobalamin
-CN	Cyanocobalamin

Andere (jedoch nicht alle) Cobalaminderivate – wie die in Tabelle 1 genannten – werden nach der Aufnahme im Körper in 5'-Desoxyadenosyl- bzw. Methylcobalamin umgewandelt.

Bei Hydroxy- und Aquocobalamin handelt es sich um physiologische Formen des Vitamins, wohingegen das oftmals als Synonym für Cobalamin verwendete Cyanocobalamin ein synthetisch hergestelltes Derivat ist [13, 16].

21

2.2.2 Vitamin-B_{12}-Analoga

Corrin, das Grundgerüst des Cobalamins, bildet die zentrale Struktur einer Reihe weiterer Corrinoide, die anstelle von oder zusammen mit Cobalaminen in natürlichen Substanzen vorkommen können. Um für den Körper potentiell als Vitamin verfügbar zu sein, muß es sich bei dem Corrinoid um ein Cobalamin handeln, das keine zusätzlichen Seitenketten, fehlenden Komponenten oder sonstigen Veränderungen des Moleküls aufweist außer der Substitution mit verschiedenen Resten am Cobaltatom [17]; sonst handelt es sich nicht um Vitamin B_{12}, sondern um humanbiologisch inaktive Vitamin-B_{12}-Analoga. Im Folgenden sind mit Vitamin B_{12} ausschließlich humanbiologisch aktive – d.h. im menschlichen Organismus in Coenzymform überführbare – Verbindungen gemeint. Humanbiologisch inaktive Corrinoide werden wie Cobalamine alleinig von Mikroorganismen (z.B. Bakterien) produziert, die jedoch im Gegensatz zum menschlichen Körper lediglich das Corrin und nicht das komplette Cobalaminmolekül für ihre Lebensprozesse benötigen, woraus folgt, daß sie sowohl humanbiologisch aktive als auch inaktive Corrinderivate bilden können [17]. Diese Tatsache ist grundlegend für die An- oder Abwesenheit von Vitamin B_{12} in Nahrungsmitteln (vgl. 3.1).

2.2.3 Aufnahme und Transport im Stoffwechsel

Der Resorptionsweg von Cobalaminen ist abhängig von ihrem Vorliegen in den dem Organismus zugeführten Substanzen: In nicht-veganen „Nahrungsmitteln" („Fleisch", „Fisch", Milch, Eier) liegen sie hauptsächlich proteingebunden vor, während es sich bei dem Vitamin B_{12} in Supplementen (Nahrungsergänzungsmittel, z.B. in Tablettenform) um freies Cobalamin handelt. Bei oraler Aufnahme wird letzteres – sofern durch Kauen oder Lutschen eine Interaktion mit Speichel gegeben ist – noch im Mundraum durch Haptocorrine (Glycoproteine, d.h. Verbindungen aus Kohlenhydraten und Protein, des Speichels) gebunden, passiert in dieser Bindung den Magen und landet im Dünndarm. Dorthin gelangt auch proteingebundenes Cobalamin, welches zunächst im Magen mittels Pepsin und Salzsäure aus dem Proteinkomplex herausgelöst wird und sich erst dort mit Haptocorrin verbindet. Salzsäure wird ebenfalls zur Auflösung von Vitamin-B_{12}-Präparaten, die nicht im Mundraum absorbiert wurden, benötigt.

Im Dünndarm werden die Haptocorrin-Cobalamin-Komplexe durch Trypsin gespalten, so daß das Cobalamin wieder ungebunden vorliegt, um sich dort mit dem von den Belegzellen der Magenschleimhaut abgesonderten Intrinsic-Faktor (IF), einem Glycoprotein, das zur Resorption von Vitamin B_{12} unabdingbar ist, zu verbinden.

Die eigentliche Resorption vollzieht sich im Ileum, dem letzten Dünndarmabschnitt, durch Bindung der IF-Cobalamin-Komplexe an spezifische Rezeptoren der Ileumschleimhaut; dieser als Endocytose bezeichnete Vorgang ist abhängig vom Vorhandensein von Calciumionen. In den Schleimhautzellen werden die Cobalamine aus ihrer Verbindung mit dem IF gelöst, im Cytosol (Zellmedium) zu Methylcobalamin und in den Mitochondrien („Energiekraftwerke" der Zellen) zu 5'-Desoxyadenosylcobalamin umgewandelt. Der Transport in den Blutkreislauf erfolgt durch das Transportprotein Transcobalamin II (TC II); im Blut ist Cobalamin an TC I und TC III (Haptocorrine) gebunden, welche ca. 80% des Serumcobalamins – mit dem Ziel der Speicherung in Körperzellen (v.a. der Leber) – enthalten. Der restliche Anteil des Serumcobalamins – zum Transport und zur Abgabe von Vitamin B_{12} (v.a. an blutbildende Zellen und Gliazellen des Nervensystems) – ist an TC II gebunden. So gelangt das Vitamin in alle DNA-bildenden Zellen, die es benötigen und in denen das TC II enzymatisch abgespalten wird, damit Vitamin B_{12} letztendlich seine spezifischen Funktionen erfüllen kann [16, 13].

2.2.4 Funktion und Wirkungsweise im Organismus

Vitamin B_{12} erfüllt neben seiner Notwendigkeit für die DNA-Synthese und die normale Entwicklung der Erythrocyten (rote Blutkörperchen) im wesentlichen die beiden folgenden Aufgaben als Coenzym:

1. 5'Desoxadenosylcobalamin – auch als Coenzym B_{12} bezeichnet, obwohl Methylcobalamin gleichermaßen Coenzymfunktion erfüllt – dient der Verschiebung von Alkylresten, v.a. beim Coenzym A (CoA), dem wichtigsten Coenzym des Fettstoffwechsels, ist hier also notwendiger

Cofaktor der Methylmalonyl-CoA-Mutase: Die ß-Oxidation ungerad-zahliger Fettsäuren sowie der Abbau einiger Aminosäuren führt zur Entstehung von Propionyl-CoA, welches zur Einschleusung in den Citratzyklus über Methylmalonyl-CoA zu Succinyl-CoA umgelagert werden muß. Steht Vitamin B_{12} nicht in ausreichendem Maß zur Verfügung, kommt es zu einer Akkumulation von Methylmalonsäure (MMA) im Serum und einer vermehrten MMA-Ausscheidung über den Urin.

2. Methylcobalamin ist zusammen mit Folsäure für die Remethylierung von Homocystein zu Methionin notwendig: Die Aminosäure Methionin wird zur α-Amino-γ-thiobuttersäure Homocystein (Hcy) abgebaut und muß remethyliert werden, sonst kommt es zur Erhöhung der Homocysteinkonzentration im Plasma sowie einem sekundären Folsäuremangel, da die Regeneration von Methyl-Tetrahydrofolsäure zu Tetrahydrofolsäure, welche für weitere folsäureabhängige Stoff-wechselvorgänge nötig ist, blockiert wird [16, 18, 13].

2.2.5 Vitamin-B_{12}-Bedarf

Während der Großteil der Vitamine täglich im Milligramm-Bereich benötigt wird, ist Vitamin B_{12} eines der Vitamine, die dem Körper nur im Mikrogramm-Bereich, also in äußerst geringer Menge, zugeführt werden müssen.

Der tägliche Bedarf an Vitamin B_{12} ist auf unterschiedliche Weise ermittelt worden. So wurde beispielsweise an Menschen, die unter Vitamin-B_{12}-Mangel litten, erprobt, welche minimale Menge an Vitamin B_{12} benötigt wird, um ihre Mangelsymptome zu beseitigen und entsprechende hämatologische (das Blut betreffende) Verbesserungen zu erzielen. Als hierfür hinreichend wurde eine Gabe von 0,3-0,64 Mikrogramm pro Tag (µg/d) – eine Menge, die weit unter den üblichen Empfehlungen zur Vitamin-B_{12}-Zufuhr liegt – bestimmt [19].

Der „Vitamin-B_{12}-Experte" Victor Herbert hielt eine Zufuhr von 1 µg/d für geeignet, um die meisten Menschen mit ausreichend Vitamin B_{12} zu versorgen; in Berücksichtigung variierender Absorptionsraten und der Aufrechterhaltung dauerhafter Serumskonzentrationen und Körperspeicher belief sich der damalige RDI (Recommended daily intake, Empfohlene tägliche Aufnahme) bzw. RDA (Recommended daily allowance, Empfohlene Tagesdosis) auf 2,0 µg/d für Erwachsene [20]. Heute lautet die internationale Empfehlung für die Vitamin-B_{12}-Zufuhr für Erwachsene 2,4 µg/d. Entsprechend niedriger fallen die Empfehlungen für Kinder und höher die für schwangere und stillende Frauen aus [21]. Die führenden Ernährungsorganisationen Deutschlands, Österreichs und der Schweiz halten die Bedarfsdeckung für nahezu alle Menschen erst bei einer Zufuhr von 3,0 µg/d für gesichert [22].

Die Menge des absorbierten Vitamin B_{12} hängt wesentlich von der zugeführten Dosis ab: Während bei einer Zufuhr von bis zu 0,5 µg über 70% resorbiert werden können, sinkt die Absorptionsrate bei steigender Dosis, so daß bei einer Einzeldosis von 1,0 µg durchschnittlich 56% und von 50 µg nur noch 3%, d.h. 1,5 µg, absorbiert werden. Mehr als 1,5 µg können aufgrund der Sättigung des IF nicht auf einmal absorbiert werden, jedoch ist das System einige Stunden später zur erneuten Absorption fähig.
Bei der Zufuhr hoher Dosen (>30 µg) ungebundenen Cobalamins gewinnt die sogenannte passive Diffusion ohne Bindung an den IF an Bedeutung [20]. So ist bei einer Einzeldosis von 500 µg eine Absorption von ungefähr 6 µg (1,2%) möglich [23].

2.2.6 Ursachen und Folgen eines Vitamin-B_{12}-Mangels

Der Mangel an für den Stoffwechsel nutzbarem Vitamin B_{12} ist üblicherweise nicht auf unzureichende Zufuhr, sondern auf gestörte Absorptionsvorgänge durch unzureichende oder fehlende Sekretion des IF (beispielsweise infolge von Gastrektomie, d.h. der Entfernung des Magens, oder atrophischer Gastritis) bzw. anderer Bindungsproteine für Cobalamine, erhöhten Bedarf (z.B. bei Schilddrüsenüberfunktion), übermäßige Ausscheidung (bei chronischem Alkoholkonsum) oder Zerstörung durch diverse Substanzen (wie Vitamin-C-Megadosen) zurückzuführen [24].
Ernährungsbedingter Vitamin-B_{12}-Mangel ist i.d.R. durch unzureichende Zufuhr des Vitamins bei veganer, teilweise auch vegetarischer, Ernährung

sowie durch generelle Mangelernährung (z.B. bei Anorexie) verursacht, wobei in ernährungs- sowie populärwissenschaftlicher Literatur vorwiegend auf die vegane Ernährung als Ursache einer unzureichenden Vitamin-B_{12}-Zufuhr Bezug genommen wird.

Einstellung oder drastische Verminderung der externen Vitamin-B_{12}-Zufuhr führt – im Gegensatz zur Malabsorption – durch einen enterohepatischen Kreislauf, d.h. durch die kontinuierliche Abgabe von in der Leber gespeichertem Vitamin B_{12} an den Dünndarm (vgl. 3.2.2), zumeist erst nach mehreren Jahren, bisweilen erst nach mehreren Jahrzehnten, zu den typischen Konsequenzen eines Defizits.

Reduzierter Transport von Vitamin B_{12} durch TC II zu allen DNA-bildenden Zellen betrifft insbesondere diejenigen mit geringer Vitamin-B_{12}-Speicherkapazität (blutbildende Zellen sowie Gliazellen des Nervengewebes) [24].

Hämatologische Veränderungen
Dies hat zum einen eine Störung der Zellreifung (Megaloblastose) zur Folge, was sich v.a. in einer verlangsamten Erythropoese, d.h. der Bildung der roten Blutkörperchen, zeigt: Die Erythrocyten entwickeln bei verminderter Anzahl eine abnorme Größe und einen überhöhten Hämoglobingehalt, wobei die Vergrößerung des Erythrocytenvolumens (Makrocytose) der Ausprägung der Vitamin-B_{12}-Mangelanämie (makrocytär-megaloblastäre Anämie) vorausgeht.
Die als perniziöse Anämie bezeichnete Manifestation des Vitamin-B_{12}-Mangels ist nicht ernährungsbedingt, sondern auf die Ursache der Malabsorption durch IF-Mangel beschränkt [23].
Anämische Symptome sind neben unspezifischen Anzeichen wie Müdigkeit und Antriebslosigkeit Blässe der Haut oder Atrophie der Schleimhäute, insbesondere der Zunge (Glossitis mit glatter, brennender Zunge) [13].

Neurologische Veränderungen
Zum anderen kann es neben den hämatologischen zu neurologischen Veränderungen kommen. Diese beruhen auf einer wegen des Vitamin-B_{12}-Defizits verminderten Bildung von Myelin, welches zahlreiche Nervenfasern schützend umhüllt; diese sogenannten myelinisierten Nervenfasern werden folglich freigelegt (entmarkt), was in erster Linie zur Rückenmarks-

degeneration, dem Krankheitsbild der funikulären Myelose mit der Gefahr irreversibler Nervenschädigung, führen kann.

Neurologische Schäden können ohne das Vorliegen hämatologischer Veränderungen bzw. die Ausprägung einer Anämie auftreten (dies insbesondere bei veganer Ernährung, da eine gute Folsäurezufuhr hämatologische Veränderungen mildern und das Auftreten einer Anämie – nicht aber das von Nervenschädigungen – teilweise verhindern kann) und müssen als das weitaus größere Risiko eines Vitamin-B_{12}-Mangels betrachtet werden. Symptome sind – oftmals symmetrische – Mißempfindungen in Füßen und Händen bzw. – später – in Beinen und Armen, d.h. ein häufiges Taubheitsgefühl, „Einschlafen" oder Prickeln (Parästhesie) der Gliedmaßen. Nichtbehandlung dieser Nervenschädigung kann beispielsweise in Inkontinenz, Ataxien (Verlust oder Störungen der Bewegungskoordination) oder Spastiken (bis hin zu rollstuhlabhängigen Lähmungen) resultieren. Hirnschäden können sich in Gedächtnisstörungen, Persönlichkeitsveränderungen oder Psychosen äußern [23].

Erhöhte Homocysteinkonzentration

Im Gegensatz zur Methylmalonsäure, die selbst keinen toxischen Effekt zu haben scheint, wird eine chronisch erhöhte Homocysteinkonzentration, wie sie bei mangelhafter Vitamin-B_{12}-Versorgung – in Form einer milden bzw. moderaten Hyperhomocysteinämie – im Regelfall vorliegt, mit einem gesteigerten Risiko für die Entwicklung koronarer Herzkrankheiten (KHK) in Verbindung gebracht. Der Abbau von Hcy ist von den B-Vitaminen Vitamin B_6, B_{12} und Folsäure (Vitamin B_9) abhängig, wobei Vitamin B_6 (katalysiert die Cysteinbildung aus Homocystein) den geringsten und Folsäure (katalysiert zusammen mit Vitamin B_{12} die Remethylierung zu Methionin) den größten Einfluß ausübt. Bei der überdurchschnittlich folatreichen veganen Ernährung spielt Vitamin B_{12} die bedeutendste Rolle für Störungen im Homocysteinstoffwechsel [25].

Die bei üblichen Konzentrationen harmlose Aminosäure soll bereits bei relativ geringem Anstieg der Plasmakonzentration über den Normbereich sowohl vasotoxisch als auch neurotoxisch (also giftig für Blutgefäße und Nerven) wirken und somit Atherosklerose (mit der Gefahr des Auftretens von

Thromben, peripherer arterieller Verschlußkrankheit, Herzinfarkt oder Schlaganfall) sowie Alzheimer und Demenz begünstigen [24, 13, 23, 26]. Allerdings sind diese Effekte der Hyperhomocysteinämie nicht unumstritten: Eine Auswertung systematischer Übersichtsarbeiten zum Stellenwert des Hcy als Risikofaktor für eine KHK kommt zu dem Schluß, daß „[d]er derzeit verfügbare wissenschaftliche Kenntnisstand [...] eher gegen die Rolle des Hcy als kausaler Risikofaktor für die Entstehung einer KHK [27]" spreche. Da dieser Einschätzung unzählige Studien und Abhandlungen gegenüberstehen, die die Hyperhomocysteinämie als unabhängigen Risikofaktor für KHK beurteilen, kann im Rahmen dieses Buches keine Bewertung des Zutreffens jenes Sachverhalts getroffen werden; es soll jedoch davon ausgegangen werden, daß zumindest „[t]eilweise [...] die Kausalitätskriterien für den Status des Hcy als Risikofaktor für eine KHK als erfüllt gelten [27]" können.

Der möglicherweise toxischen Wirkung des Hcy steht der der veganen Ernährung nachgesagte cardioprotektive (herzschützende) Effekt z.B. durch eine im Vergleich zu herkömmlichen Ernährungsformen deutlich günstigere Fettsäurezusammensetzung gegenüber, was die Frage aufwirft, ob die durch Hcy gegebene Gefahr aufgrund positiver Auswirkungen veganer Ernährung auf Herz-Kreislauf-Erkrankungen ausgeglichen werden kann [25, 26] oder ob umgekehrt die erhöhte Homocysteinkonzentration bei veganer Ernährung mit ausbleibender Vitamin-B_{12}-Zufuhr deren Vorteile in Bezug auf KHK und andere Erkrankungen mindert bzw. aufhebt [28, 29].

In jedem Fall bleibt festzuhalten, daß eine erhöhte Homocysteinplasmakonzentration bei Ausschluß eines Folsäuremangels ein deutlicher Indikator für einen Vitamin B_{12}-Mangel ist und hierdurch evtl. bestehende Gefahren durch Behebung des Cobalaminmangels ausgeschaltet werden können, insofern nicht andere Faktoren eines ungesunden Lebensstils wie Rauchen, hoher Zuckerkonsum oder Übergewicht bzw. genetische oder physiologische Faktoren [30] ursächlich sind.

2.2.7 Parameter zur Diagnose von Mangelzuständen

Der am häufigsten zur Feststellung eines Vitamin-B_{12}-Mangels herangezogene Parameter ist die **Konzentration von „Vitamin B_{12}" im Serum bzw. Plasma**. Diese Untersuchung wird in den meisten Fällen bei Verdacht auf einen Mangel von ärztlicher Seite und auch von VeganerInnen zur Überprüfung ihrer Versorgung mit dem Vitamin veranlaßt. Allerdings hat dieser Blutwert nur eine äußerst beschränkte Aussagekraft bzgl. des Vorliegens eines Vitamin-B_{12}-Mangels: Bei ungefähr einem Drittel des im Blut zirkulierenden „Vitamin B_{12}" handelt es sich um für den menschlichen Stoffwechsel inaktive Corrinoide und nicht um Cobalamine. Dies kann dazu führen, daß bei im Normbereich liegenden Analyseergebnissen ein evtl. bestehender Mangel nicht festgestellt wird, v.a. wenn zur Bestimmung mikrobiologische Meßmethoden, bei denen die Serumkonzentration anhand des Bakterienwachstums ermittelt wird, angewandt werden, da hierdurch nicht zwischen Cobalaminen und anderen Corrinoiden unterschieden werden kann [24] (vgl. 2.2.2). Bessere Ergebnisse soll die Bestimmung der Serum- bzw. Plasmakonzentration mittels Radioassay liefern; jedoch ist die behauptete Spezifität des hierbei eingesetzten IF[10] für Cobalamine fragwürdig, da sich scheinbar auch an den IF humanbiologisch inaktive Vitamin-B_{12}-Analoga binden können (vgl. 3.1.1), so daß die Bestimmung von Vitamin B_{12} im Blut insgesamt als unsichere und unzureichende Methode für die Diagnose eines Mangels beurteilt werden muß und um die Bestimmung von Parametern, die eine bessere Bewertung des Vitamin-B_{12}-Status ermöglichen, zu ergänzen oder durch diese zu ersetzen ist. Bedauerlicherweise geschieht dies außerhalb wissenschaftlicher Forschung – und auch dort wird sich in manchen Fällen immer noch auf die Serum- bzw. Plasmakonzentration als einzigen Indikator für einen Vitamin-B_{12}-Mangel bezogen – nur selten.

---

[10] Es handelt sich dabei üblicherweise um den IF von (geschlachteten) Schweinen, weswegen diese Analysemethode nicht im Interesse von VeganerInnen sein dürfte. Inwieweit andere (wie z.B. mikrobiologische) Methoden veganen Kriterien entsprechen, kann hier nicht weiter erörtert werden. Bezugnahme auf evtl. nicht-vegane Untersuchungsmethoden in dieser Arbeit geht nicht mit einem Gutheißen derselben einher.

Bei Ausschluß eines Folsäuremangels oder anderer Ursachen ist eine erhöhte Konzentration von **Homocystein** im Plasma ein sicheres Zeichen für einen Vitamin-B_{12}-Mangel. Die Erhöhung der Plasmakonzentration an Hcy ist jedoch häufig erst in einem relativ späten Stadium des Vitamin-B_{12}-Mangels, in dem bereits ein geschädigter Vitamin-B_{12}-Metabolismus und infolgedessen möglicherweise verlangsamte DNA-Synthese, hämatologische oder neurologische Schäden vorliegen können, meßbar, zeigt also einen bereits klinischen Vitamin-B_{12}-Mangel und nicht ein Defizit in der Vitamin-B_{12}-Vorsorgung, d.h. eine frühe negative Bilanz bzw. Entleerung der Körperspeicher, an [24].

Ein spezifischerer Marker eines Vitamin-B_{12}-Mangels ist die Ansammlung von **Methylmalonsäure** im Serum bzw. die erhöhte MMA-Ausscheidung über den Urin (uMMA). MMA wird nicht durch Folsäuremangel beeinflußt; lediglich eine eingeschränkte glomeruläre Filtrationsrate (bei Niereninsuffizienz) erhöht außer einem Vitamin-B_{12}-Mangel die MMA-Konzentration, doch durch die Bestimmung von uMMA wird selbst dieser Störfaktor ausgeschlossen.

Auch erhöhte MMA-Werte sind – vergleichbar mit Hcy – oftmals erst in späten Stadien des Vitamin-B_{12}-Mangels feststellbar. Dieser Parameter ist zwar ein sicheres Zeichen für einen bestehenden Mangel, nicht aber zur Prävention geeignet. Nicht nur deshalb muß die häufige Identifizierung der MMA-Bestimmung als „gold standard" für die Diagnose eines Vitamin-B_{12}-Mangels in Frage gestellt werden:

> [...] viele suchen nach dem goldenen Gral – einem magischen, einzigen Test, der ‚der' Diagnosetest für den Vitamin-B_{12}-Status sein wird. Sie tragen sich mit dem Gedanken eines Tests, der der Goldstandard sein wird. Kein Test ist ein Goldstandard für einen anderen Test. Jeder Test ist nur für sich selbst ein Goldstandard[11] [24].

Ebensowenig sind die sich auf die Erythrocyten beziehenden Parameter **Mean corpuscular volume** (MCV), das durchschnittliche Erythrocyten-volumen, und **Mean corpuscular hemoglobin** (MCH), die durchschnittliche

---

[11] Original: „[...] many are looking for the golden grail – a magic single test that will be ‚the' diganostic vitamin B-12 status test. They talk in terms of a test that will be the gold standard. No test is a gold standard for any other test. Each test is a gold standard only for itself."

Hämoglobinmenge pro Erythrocyt, frühe Indikatoren eines Vitamin-B_{12}-Mangels, sondern – bei erhöhten Werten – vielmehr Anzeichen einer bestehenden makrocytär-megaloblastären Anämie.

Eine negative Vitamin-B_{12}-Bilanz, d.h. Entleerung der Körperspeicher *vor* der Manifestation eines Mangels, scheint einzig durch **Holotranscobalamin II** (HoloTC II), den Cobalamin-TC II-Komplex im Blut, angezeigt zu werden. Aufgrund seiner extrem kurzen Halbwertszeit wird durch fehlende Vitamin-B_{12}-Zufuhr schnell eine Abnahme des im Blut zirkulierenden HoloTC II verursacht. Eine erniedrigte HoloTC II-Konzentration zeigt eine unzureichende Zufuhr von Vitamin B_{12} (oder eine Malabsorption) zum Zeitpunkt der Blutabnahme an; eine Reihe weiterer HoloTC II-Bestimmungen über einen bestimmten Zeitraum weist bei weiterhin subnormalen Werten auf eine kontinuierliche Unterversorgung mit Vitamin B_{12} (bzw. eine fortschreitende Absorptionsstörung) hin. Da die HoloTC II-Konzentration sich nach der Gabe von Vitamin B_{12} rasch normalisiert, kann diese Untersuchung auch als Test für das Vorliegen einer Malabsorption dienen [24]. Abgesehen vom Fall behandelter perniziöser Anämie, bei dem TC II eine beträchtliche Menge nicht zu den Cobalaminen zählender Corrinoide binden kann, scheint TC II nur Cobalamine zu transportieren. Die Corrinoid- bzw. Cobalaminsättigung von TC II nimmt bei mangelnder Zufuhr drastisch ab, ein erniedrigter HoloTC II-Level geht anämischen Anzeichen voraus [31] und kann somit als das früheste und sicherste Anzeichen eines Vitamin-B_{12}-Mangels betrachtet werden.

Aus Sicherheitsgründen und um zusätzlich zur Vitamin-B_{12}-Entleerung auch das Vorliegen eines manifesten Mangels bestimmen zu können, sollte auch HoloTC II nicht als alleiniger Parameter zur Feststellung eines Vitamin-B_{12}-Mangels herangezogen werden.

Die Diagnose eines Vitamin-B_{12}-Mangels bzw. die Feststellung einer Unterversorgung ist insgesamt als äußerst schwierig zu beurteilen. Für eine höhere Sicherheit in der Diagnose sollten mehrere Parameter miteinander kombiniert und nicht auf die Feststellung eines bestehenden Mangels, sondern auf die Prävention eines solchen Wert gelegt werden:

Diejenigen, die sich bloß mit dem Gedanken tragen, die Bevölkerung auf Vitamin-B_{12}-Mangel zu untersuchen, indem sie ein Kennzeichen des ein oder anderen Defekts eines Vitamin-B_{12}-abhängigen Stoffwechselweges messen [...], werden niemals Vitamin-B_{12}-Mangel vorbeugen. Um Vitamin-B_{12}-Mangel vorzubeugen, muß hinsichtlich des Vitamin-B_{12}-Abbaus, der dem Mangel vorausgeht, untersucht werden. Es ist weitaus klüger [...], den Vitamin-B_{12}-Abbau zu behandeln, so daß er nie zum Mangel wird, als darauf zu warten, die neuropsychiatrischen und/oder hämatologischen und/oder anderen Schäden konkreten Vitamin-B_{12}-Mangels zu behandeln, insbesondere da einige dieser Schäden sich als irreversibel durch Vitamin-B_{12}-Therapie erweisen können[12] [24].

Wollen VeganerInnen ihren Vitamin-B_{12}-Status überprüfen lassen, müssen sie über das hierfür notwendige Wissen selbst verfügen, denn im Rahmen ärztlicher Untersuchungen wird in der Regel nur die Konzentration von „Vitamin B_{12}" im Serum gemessen. Spezifischere Werte wie MMA oder HoloTC II müssen zumeist direkt über spezielle Labore – verbunden mit eigenem Engagement und nicht unerheblichem finanziellem Aufwand – in Auftrag gegeben werden.

Generell stellt sich die Frage, inwieweit die Bestimmung des Vitamin-B_{12}-Status bei veganer Ernährung überhaupt sinnvoll ist. Es ist unumstritten, daß Vitamin B_{12} als essentieller Nährstoff der externen Zufuhr bedarf. Somit sollten die Bemühungen von VeganerInnen der Integration zuverlässiger Vitamin-B_{12}-Quellen in ihre Ernährung gelten und nicht der Hoffnung auf Beweise für das Ausbleiben eines Mangels ohne aktive Verhütung desselben.

Im Folgenden wird die vegane Ernährung auf ihre Zufuhrmöglichkeiten mit Vitamin B_{12} überprüft werden.

---

[12] Original: „Those who think only in terms of population screening for vitamin B-12 deficiency by measuring a marker of one or another defect in a vitamin B-12-dependent pathway [...] will never prevent vitamin B-12 deficiency. To prevent vitamin B-12 deficiency, one must screen for vitamin B-12 depletion, which precedes deficiency. It is far wiser [...] to treat vitamin B-12 depletion so that it never becomes deficiency, rather than waiting to treat the neuropsychiatric and/or hematologic and/or other damage of actual vitamin B-12 deficiency, especially because some of that damage may prove to be irreversible with vitamin B-12 therapy."

3. Die Versorgung mit Vitamin B_{12} bei veganer Ernährung

Gesundheit ist für die meisten VeganerInnen nicht das ausschlaggebende Motiv für die Annahme einer veganen Lebensweise. Zwar mag es Menschen geben, die sich aus gesundheitlichen Gründen „vegan ernähren", ohne eine vegane Lebensweise zu praktizieren, sowie solche, die über eine vegane Ernährung offen für die vegane Lebensweise wurden, jedoch zeigen mehrere Befragungen deutlich, daß die Hauptmotivation sich auf Vermeidung von Gewalthandlungen gegen nichtmenschliche Tiere bezieht und die gesundheitliche Motivation eine untergeordnete Rolle spielt. So gaben beispielsweise in einer 1998 durchgeführten Studie 92,5% der Teilnehmenden „ethische Motive", 35,5% „moralische Gründe" und lediglich 15% „gesundheitliche Motive" als die „entscheidenden Gründe[ ] für ihren veganen Lebensstil [6]" an.

Hieraus ließe sich ableiten, daß eine gesunde Lebensführung für viele VeganerInnen ohne große Bedeutung ist. Demgegenüber steht ein auffallend niedriger Zigaretten- und Alkoholkonsum sowie ein hohes Ausmaß körperlicher Betätigung vegan lebender bzw. sich vegan ernährender Personen, was mit einem extremen Gesundheitsbewußtsein erklärt wird [32], aber nicht darin begründet sein muß, da diese Verhaltensweisen auch anderweitig, z.B. durch andere Werte als Konsumorientierung oder durch die Ablehnung von Tierversuchen, verursacht sein können.

Ob VeganerInnen auf die Gestaltung ihrer Ernährung im allgemeinen und auf ihre Versorgung mit einzelnen Nährstoffen im besonderen achten, ist daher unklar. Gemäß des szeneinternen Diskurses, nach dem die vegane Ernährung nicht selten als (die) „natürliche" Ernährung wahrgenommen wird, antworteten im Rahmen einer Studie auf die Frage „Hast du das Gefühl, alle Vitamine, die du brauchst, über die Nahrung zu bekommen?" 67,4% der VeganerInnen – im Vergleich zu 57,4% der Ovo-Lacto-VegetarierInnen und 48,6% der „Halb-VegetarierInnen" – mit „Ja[13] [33]". Doch ist es überhaupt möglich, Vitamin B_{12} über „natürliche" vegane Nahrungsmittelquellen zu beziehen?

---

[13] Original: „Do you feel that you get all the vitamins you need from food? " – „Yes."

3.1 Cobalamine in veganen Nahrungsmitteln

Einige Mikroorganismen benötigen Corrinoide als Cofaktoren für ihr Wachstum. Diese mikrobielle Synthese – die die Anwesenheit von Cobalt voraussetzt – ist stets Ursprung für Vitamin B_{12}, egal in welchem Medium das Vitamin gespeichert wird [34]. Während manche Algen Corrinoide benötigen, brauchen höhere Pflanzen sie nicht und speichern daher kein Vitamin B_{12}. Die einzigen Lebewesen, die Vitamin B_{12} speichern können, sind Tiere (inklusive des Menschen), weswegen sogenannte Tierprodukte auch als Quellen für das Vitamin in der menschlichen Ernährung angesehen werden [17].

Obwohl folglich die vegane Ernährung in fast jedem Buch, Artikel oder sonstigem Beitrag zu diesem Thema in Bezug auf die Vitamin-B_{12}-Versorgung als kritisch beurteilt wird, finden sich in nahezu all diesen Ausarbeitungen Hinweise auf vegane Lebensmittel, die „natürlicherweise", d.h. ohne nachträgliche Anreicherung, Vitamin B_{12} enthalten sollen. Die Palette dieser Nahrungsmittel umfaßt diverse Algenarten, die unterschiedlichsten Pflanzen sowie Pilze. Teilweise seit Jahrzehnten als unbrauchbar für die Cobalaminzufuhr enttarnt, kursieren Mythen über den Vitamin-B_{12}-Gehalt diverser Produkte weiterhin; Empfehlungen für ihren Konsum durch VeganerInnen und VegetarierInnen werden von verschiedener – auch ernährungswissenschaftlicher – Seite ausgesprochen und von jenen, die darin eine Bestätigung der „Natürlichkeit" ihrer Ernährung und (vermeintliche) Vorteile für dieselbe sehen, nur zu gerne angenommen. Es gilt, diese Mythen anhand des aktuellen Wissensstandes zu überprüfen und, soweit möglich, durch Realitäten zu ersetzen.

Ein Großteil der Gerüchte über den Vitamin-B_{12}-Gehalt veganer Lebensmittel beruht auf mikrobiologischen Meßmethoden, die den Gehalt eines Stoffes an Corrinoiden durch Bakterienwachstum ermitteln. Hierzu werden verschiedene Bakterien wie der in der offiziellen United States Pharmacopeia (USP) Methode eingesetzte Lactobacillus leichmanii oder die Alge Euglena gracilis, die verschiedene Corrinoide – nicht nur Cobalamine – für ihr Wachstum benutzen (vgl. 2.2.2), verwendet. Mit diesen Analysemethoden kann der

Gesamtgehalt eines Lebensmittels an Corrinoiden, nicht aber der Gehalt an humanbiologisch aktiven Cobalaminen – Vitamin B_{12} – bestimmt werden. Zahlreiche HerstellerInnen von Lebensmitteln, darunter auch „alternativen" Nahrungsergänzungsmitteln, haben den angeblichen Vitamin-B_{12}-Gehalt ihrer Produkte in der Vergangenheit mikrobiologisch bestimmt, und viele setzen diese Verfahren bis heute ein. Dadurch kommt es zu Produktwerbungen oder den Produkten aufgedruckten Nährwertanalysen, die teilweise extrem hohe Vitamin-B_{12}-Gehalte ausloben.

Durch den Einsatz des Differential Radioassay, bei dem zunächst Corrinoide an den sogenannten R-Binder (ein Protein, das sich an den Corrinring bindet) und dann die humanbiologisch aktive Fraktion der Cobalamine durch IF[14] (der spezifisch für Vitamin B_{12} sein soll) gebunden wird, konnte nachgewiesen werden, daß es sich beim größten Teil des per mikrobiologischen Untersuchungen gemessenen „Vitamin B_{12}" in diversen Nahrungsmitteln um humanbiologisch inaktive Analoga handelt [35].

3.1.1 Algen und Algenprodukte

Da Vitamin B_{12} von Mikroorganismen synthetisiert wird, ist es nicht verwunderlich, daß einige eßbare Algen als Quelle des Vitamins betrachtet werden. Cobalamine gehören mit Thiamin und Biotin zu den drei Vitaminen, die das Wachstum mancher Algen stimulieren bzw. für dieses essentiell sind [34], wobei im Folgenden klar werden wird, daß im Fall der Cobalamine zumindest für die in der menschlichen Ernährung verwendeten Algen im wesentlichen der Corrinring hinreichend ist.

Spirulina

Die blau-grüne Mikroalge zählt zu den Cyanobakterien, die als Prokaryonten keine echten Algen sind, da sie keinen Zellkern besitzen. Es handelt sich um autotrophe Organismen, die im Gegensatz zu Eurkaryonten (Organismen mit Zellkern) normalerweise unabhängig von Vitaminen sind [34]. Spirulina

---

[14] s. Anmerkung Nr. 10 unter 2.2.7

jedoch scheint zu einem geringeren Grad autotroph zu sein, da sie einen hohen Gehalt an Corrinoiden aufweist.

Getrocknete Spirulinaprodukte in Tabletten- oder Pulverform dürften zu den meistverkauften „alternativen" Nahrungsergänzungsmitteln gehören; ihre Bewerbung im Naturkost- und veganen/vegetarischen Bereich ist omnipräsent. Dabei wird insbesondere ihr hoher Eisen- und „Vitamin B_{12}"-Gehalt und folglich ihre Bedeutung für die vegane/vegetarische Ernährung hervorgehoben. So führten zum Beispiel in Deutschland zum Zeitpunkt der Erstellung dieser Arbeit 8 von den ca. 12 veganen Versandhandelsgeschäften Spirulina – zum Teil mit einer großen Produktpalette – als Nahrungsergänzung.

Die Angaben über den Vitamin-B_{12}-Gehalt in Spirulinaprodukten belaufen sich je nach Sorte und HerstellerIn auf <50 bis >200 µg/100 g. Mittels Radioassay konnte aufgezeigt werden, daß es sich bei über 80% des bei mikrobiologischen Untersuchungen gemessenen „Vitamin B_{12}" um humanbiologisch inaktive Analoga handelt. So enthalten beispielsweise Spirulina-Tabletten, welche auf dem Etikett mit 5 µg/6 Tabletten ausgezeichnet sind und für welche mit L. leichmanii 5,8 µg/6 Tabletten gemessen werden, laut Radioassay 1,1 µg Vitamin B_{12}/6 Tabletten [36]. Für eine andere Spirulinasorte wurden per Radioassay 98% der mit der USP-Methode gemessenen Corrinoide (2 µg/8 Tabletten) als Nicht-Cobalamine enttarnt [37].

Doch der geringere tatsächliche Gehalt an Vitamin B_{12} als für die Produkte angegeben stellt nicht das eigentliche Problem dar, könnte Spirulina dennoch – bei entsprechend hohem Verzehr – zur Vitamin-B_{12}-Versorgung beitragen: Die Vitamin-B_{12}-Analoga in Spirulina blockieren den menschlichen Vitamin-B_{12}-Stoffwechsel, weshalb angenommen wird, daß Menschen, die Spirulina als Vitamin-B_{12}-Quelle benutzen, schneller einen Vitamin-B_{12}-Mangel entwickeln [17]. Dementsprechend verschlimmerte sich der Vitamin-B_{12}-Mangel vegan ernährter Kinder unter der Gabe von unter anderem Spirulina [37].

Ungeachtet dessen wird Spirulina weiterhin für seinen hohen Vitamin-B_{12}-Gehalt angepriesen. Da mittlerweile bekannt ist, daß es auch humanbiologisch inaktive Vitamin-B_{12}-Analoga gibt, streichen einige HerstellerInnen inzwischen heraus, es handle sich bei dem in ihren Produkten vorhandenen

„Vitamin B_{12}" um „aktives" oder „verwertbares" Vitamin B_{12} so wie – als ein Beispiel von vielen – die Firma *GreenValley*, die für ihr „Bio-Spirulina California" regelmäßig im Naturkostmagazin *Schrot&Korn* mit der Aussage „Reich an [...] verwertbarem Vitamin B_{12} [38]" wirbt. Bereits die bloße Werbeaussage, ein Produkt enthalte Vitamin B_{12}, weckt bei KonsumentInnen den Eindruck, es handle sich dabei um eine gute Vitamin-B_{12}-Quelle. Redaktionelle Beiträge in solchen Zeitschriften, die Spirulina einen „hohen Vitamin-B-12-Anteil [39]" zusprechen, tragen ihren Teil dazu bei.

Es scheint, als hätten eindeutige Beweise gegen den Mythos von Spirulina als Vitamin-B_{12}-Quelle kaum eine Chance, diesen zu verdrängen.

Nori

Die Rotalge Nori wird anders als Spirulina nicht in erster Linie als Nahrungsergänzungsmittel vermarktet, sondern ist – zumeist in Form getrockneter Blätter – traditionell Bestandteil der japanischen Küche sowie der makrobiotischen Ernährung. Ihre Nutzung als Vitamin-B_{12}-Quelle bei veganer Ernährung ist daher nicht so populär wie die von Spirulina, jedoch wird ihr angeblicher Vitamin-B_{12}-Gehalt in Artikeln über Nori üblicherweise betont, wobei Werte um die 50 µg/100 g angegeben werden.

Da in Nori auch per Radioassay hohe „Vitamin-B_{12}"-Gehalte (zwischen 12,0 und 68,8 µg/100 g) gemessen wurden, aber bekannt war, daß sich bei makrobiotisch ernährten Kindern mit Vitamin-B_{12}-Mangel trotz der Einbeziehung von Nori in die Ernährung die MCV-Werte (vgl. 2.2.7) verschlechterten [40], ist die Bioverfügbarkeit des Vitamin B_{12} in Nori an mit Vitamin B_{12} mangelernährten Kleinkindern untersucht worden: Während fünf Kinder über einen Zeitraum von 1-5 Monaten als Vitamin-B_{12}-Quelle ausschließlich vegane Lebensmittel wie Spirulina und Nori bzw. ausschließlich Nori erhielten, bekamen die fünf Kinder der Kontrollgruppe zusätzlich bzw. ausschließlich „Fisch" oder Milchprodukte als Vitamin-B_{12}-Quelle, ein weiteres zudem ein Vitamin-B_{12}-Supplement[15]. Die Ergebnisse zeigen eindeutig, daß

---

[15] Die Studie ist von einem Ethikkomitee genehmigt worden, wenngleich es als kritisch bewertet werden kann, die von Vitamin-B_{12}-Mangel betroffenen Kinder als Versuchsobjekte für ein Experiment zu benutzen, indem ihr Mangel einem Fortschreiten überlassen wird, anstatt diesen effektiv und unmittelbar durch die Gabe sicherer Vitamin-B_{12}-Quellen zu beheben; es ist bekannt, daß Vitamin-B_{12}-Mangel insbesondere bei Kleinkindern

Spirulina und Nori den Kindern kein Vitamin B_{12} lieferten, denn obwohl die „Vitamin B_{12}"-Konzentration im Plasma bei zwei Kindern, die 2,1 bzw. 2,7 µg/d „Vitamin B_{12}" aus Spirulina und Nori erhielten, sowie die eines Kindes, das 1,5 µg/d aus Nori erhielt, stark anstiegen (was auf eine hohe Zufuhr von Vitamin-B_{12}-Analoga spricht), verschlechterte sich ihr MCV – die durch Vitamin-B_{12}-Mangel verursachte makrocytär-megaloblastäre Anämie schritt voran. Die Gabe von 0,3 µg „Vitamin B_{12}"/d durch Nori bzw. 0,1 µg/d durch Sauerteigbrot, die Alge Kombu und Gerstenmalzsirup (vgl. 3.1.2) bewirkte keinen Anstieg der Plasmakonzentration an „Vitamin B_{12}", jedoch eine Verschlechterung des MCV – bei Nori bedeutender als den anderen „Vitamin B_{12}"-Quellen. Bei den Kindern der Kontrollgruppe, die 0,2-0,5 µg Vitamin B_{12}/d erhielten, waren dagegen Verbesserungen der MCV-Werte zu beobachten. Nur ein Kind, das 0,15 µg/d aus Nori und „Fisch" erhielt, zeigte eine leichte Verschlechterung des MCV [37].

Neben der Inaktivität der in Nori vorhandenen Corrinoide für Menschen zeigt diese Studie auch die Unbrauchbarkeit der Plasmakonzentration an „Vitamin B_{12}" als Indikator für einen Mangel auf. Diese steigt durch den Konsum inaktiver Vitamin-B_{12}-Analoga an und liefert so falsch-positive Ergebnisse.

Die hohen Meßwerte für „Vitamin B_{12}" in Nori per CPB (Competitive protein binding) Radioassay in dieser Studie werden mit einer möglichen Bindung unidentifizierter Nicht-Cobalamine an den IF interpretiert [37]. Dies impliziert, daß das als spezifisch für die Bestimmung von Cobalaminen eingeordnete Radioassay ungeeignet oder zumindest unsicher für die Messung human-biologisch aktiver Cobalamine ist, da durchaus auch andere Corrinoide vom IF gebunden werden. Im Fall von Nori sind die Meßwerte per Radioassay gleich denen, die bei mikrobiologischen Tests festgestellt werden. Bei Spirulina gibt es deutliche Unterschiede in den Meßwerten bei beiden Verfahren, jedoch stellt sich angesichts der Ergebnisse für Nori die Frage, ob

---

irreversible Schäden und Entwicklungsverzögerungen verursachen kann, und die Bioverfügbarkeit von Nori und Spirulina ist bereits vor Experimentbeginn bezweifelt worden. Es wäre m.E. vertretbarer, derartige Untersuchungen an (über mögliche Risiken informierten) Erwachsenen mit Vitamin-B_{12}-Mangel durchzuführen, wobei auch dies eine nicht notwendige Gesundheitsgefährdung darstellt, denn es bestehen bereits genügend Möglichkeiten der gesicherten Vitamin-B_{12}-Aufnahme (s. 3.3). Aus veganer Sichtweise ist zudem die Gabe von „Tierprodukten" an die Kontrollgruppe – anstelle von Vitamin-B_{12}-Supplementen – zu kritisieren.

die 2-20% der Corrinoide, die per Radioassay in Spirulina erfaßt werden, tatsächlich Vitamin B_{12} sind.

Trotz der eindeutigen Ergebnisse bzgl. der Bioverfügbarkeit von Vitamin B_{12} in Nori schreiben manche WissenschaftlerInnen der Meeresalge weiterhin diesbezügliche humanbiologische Aktivität zu, beispielsweise weil der Konsum von Nori bei sich vegan ernährenden Personen eine höhere Serumkonzentration an „Vitamin B_{12}" bewirkt als sie bei solchen nachzuweisen ist, die keine Algen konsumieren [41]. Dieser Schlußfolgerung ist jedoch angesichts des zuvor dargelegten Studienergebnisses klar zu widersprechen [42], zumal dieses mit einer weiteren Studie durch die signifikante Erhöhung der uMMA-Ausscheidung (vgl. 2.7.7) nichtvegetarischer „Versuchspersonen" nach 6-9 Tagen des Konsums getrockneter Nori bestätigt werden konnte [43]. Somit kann die Bioverfügbarkeit der Corrinoide für Menschen in Nori eindeutig widerlegt werden, was Nori zu dem diesbezüglich am besten untersuchten Lebensmittel, das als Vitamin-B_{12}-Quelle für die vegane Ernährung propagiert wird, macht.

Dies hält WissenschaftlerInnen aus Japan jedoch nicht davon ab, Nori bis heute als Vitamin-B_{12}-Quelle zu empfehlen: In getrockneten grünen Noriblättern wollen sie mit einer speziellen IF-Untersuchung (IF-chemiluminescence) beträchtliche Mengen vier humanbiologisch aktiver Vitamin-B_{12}-Analoga nachgewiesen haben [44], woraus sie schlußfolgern: „[…] die getrockneten Blätter (Nori) sind unter eßbaren Algen eine exzellente Quelle von Vitamin B_{12}[16] [45]." Prof. Dagnelie, welcher die Studie über Nori an mit Vitamin B_{12} mangelernährten Kindern durchgeführt hat, meint hierzu,

dass die ‚Probe aufs Exempel' immer der humane Effektivitaetstest ist! Eine biochemische Methode kann diese nie ersetzen. Wenn beide Methoden uebereinstimmen ist eine biochemische Methode hilfreich um den Gehalt des betreffenden Naehrstoffs in einem Nahrungsmittel zu erfassen, aber wenn beide Methoden nicht uebereinstimmen, ist einzig der humane Test ausschlaggebend[17].

---

[16] Original: „ […]the dried layers (nori) are an excellent source of B_{12} among edible algae."
[17] Persönliche Mitteilung von Prof. Dagnelie am 15.04.08 per E-Mail. Zitat wurde unverändert übernommen.

Chlorella

Wie Spirulina zählt die Grünalge Chlorella zu den Süßwasseralgen, besitzt jedoch trotz ihrer Klassifizierung als Mikroalge einen Zellkern. Sie wird als Nahrungsergänzungsmittel in Tabletten- und Pulverform – oftmals von Firmen, die auch Spirulina anbieten, teilweise als Kombipräparat mit Spirulina – vertrieben und mit einem Vitamin-B_{12}-Gehalt von ca. 100 µg/100 g beworben.

Die als Nahrungsergänzung verkauften Chlorella-Arten C. vulgaris und C. pyrenoidosa gehören wie alle Algen der Gattung Chlorella nicht zu den Algen, die einen Bedarf an Vitamin B_{12} haben [34]. In einer Untersuchung aus dem Jahr 1968 konnte in Kulturen beider Chlorella-Arten mittels mikrobiologischer Methode kein Vitamin B_{12} und keine Vitamin-B_{12}-ähnliche Aktivität festgestellt werden [46]. Die Identifizierung von Cyanocobalamin – einem Cobalamin-derivat, das der Literatur nach „in der Natur" nicht vorkommt – in Chlorella und die sich daraus ergebende Schlußfolgerung, daß Chlorella eine Vitamin-B_{12}-Quelle darstellen könne [47], muß auch aufgrund der Tatsache, daß an dieser Untersuchung größtenteils die selben ForscherInnen mitwirkten, die bereits für Nori humanbiologische Aktivität von darin enthaltenem „Vitamin B_{12}" behauptet haben, stark angezweifelt werden. Ebenso ist eine erhöhte Serumkonzentration an „Vitamin B_{12}" beim Konsum von Chlorella [41] kein Beweis für das Vorkommen von Vitamin B_{12} in der Alge.

Stephen Walsh, ein für die britische *Vegan Society* tätiger Experte für vegane Ernährung, berichtete auf dem Welt-VegetarierInnen-Kongreß in Dresden 2008 von einem Versuch der *Vegan Society*, erhöhte MMA-Level mittels Spirulina und Chlorella zu senken. Der Versuch sei von nur fünf Personen beendet worden, von denen vier Spirulina eingenommen hätten, ohne eine Verbesserung ihrer MMA-Werte zu erreichen. Die einzige Person, die Chlorella verwendet habe, habe zum Versuchsende einen normalisierten MMA-Level aufgewiesen. Die Werte einer einzelnen Person seien jedoch nicht aussagekräftig genug, um darauf aufbauend Chlorella als Vitamin-B_{12}-Quelle benennen zu können [48]. Ob beim Versuch der *Vegan Society* darauf geachtet wurde, daß die TeilnehmerInnen sich währenddessen keine verläßlichen Vitamin-B_{12}-Quellen zuführten, ist mir nicht bekannt. Weitere Versuche mit Chlorella müßten – unter Einbeziehung einer aussagekräftigen Anzahl an Teilnehmenden sowie idealerweise durch Kombination mehrerer

Parameter für den Vitamin-B_{12}-Status – erfolgen, um beurteilen zu können, ob die Alge als Vitamin-B_{12}-Lieferantin in Frage kommen könnte.

Aphanizomenon flos aquae (AFA)

Diese auch Super Blue Green Algae (SBGA) genannte Süßwasseralge, die wie Spirulina zu den Cyanobakterien zählt, wird anders als Spirulina und Chlorella nicht kultiviert, sondern aus dem Klamath See (Oregon) gewonnen, gefriergetrocknet und zu Tabletten oder Pulver verarbeitet. Für sie wird ein Vitamin-B_{12}-Gehalt von über 200 µg/100 g proklamiert.

Simplexity Health, ein Anbieter von AFA-Präparaten aus USA, informiert auf seiner Internetpräsenz über die humanbiologisch inaktiven Vitamin-B_{12}-Analoga in Spirulina und hebt im Gegensatz dazu die Bioverfügbarkeit der Corrinoide in AFA hervor:

> SBGA wurde außerdem von unabhängigen Laboren auf den Gehalt an B_{12}-Analoga getestet, indem mikrobiologische Untersuchungsmethoden ange-wendet wurden [...]. Die Testergebnisse von SBGA deuten, obwohl sie nicht exakt erkennen lassen, welche Corrinoide vorliegen, signifikante B_{12}-Aktivität an. Daher wird SBGA anders als andere pflanzlichen Lebensmittel, die Corrinoide mit praktisch keiner Vitamin-B_{12}-Aktivität enthalten, für eine verläßliche Quelle für VegetarierInnen gehalten, die danach streben, ihre Ernährung mit einer bioaktiven Form dieses wichtigen Nährstoffs anzureichern[18] [49].

Mögen diese Zeilen über die diesbezüglich fehlende Aussagekraft mikrobiologischer Untersuchungsmethoden Uninformierte beeindrucken, so wird aus dem bisher Dargelegten klar, daß die erwähnten Testergebnisse keine Unterscheidung zwischen humanbiologisch aktiven und inaktiven Corrinoiden zulassen.

Zudem konnten in der scheinbar einzigen Studie, die bisher zu diesem Aspekt der AFA durchgeführt wurde, selbst mit einer IF-Analyse nur 5,3% der mit mikrobiologischem Verfahren gemessenen Corrinoide nachgewiesen

---

[18] Original: „SBGA has also been tested by independent laboratories for B_{12} analog levels using microbiological testing methods [...]. Testing results on SBGA, while not discerning exactly which corrinoids are present, indicate significant B_{12} activity. Therefore, unlike other plant foods that contain corrinoids with virtually no vitamin B_{12} activity, SBGA is believed to be a reliable source for vegetarians seeking to supplement their diets with a bioactive form of this important nutrient."

werden, woraus geschlußfolgert wurde, daß AFA insbesondere
VeganerInnen nicht als Vitamin-B_{12}-Quelle dienen könne [50].

Sonstige Algen

Es sind im wesentlichen die oben genannten Algen, die als Vitamin-B_{12}-Quellen benannt werden, doch häufig wird dieser Status auf alle in der Ernährung verwendeten Algen ausgeweitet. Hierbei handelt es sich um Meeresalgen wie Dulse, Kombu, Kelp, Wakame, Hijiki oder Arame, welche bis auf letztere sowohl per mikrobiologischer Methode (mit dem Bakterium L. leichmanii) als auch per Radioassay auf ihren Vitamin-B_{12}-Gehalt untersucht wurden:

Die höheren Meßwerte durch Radioassay für Kombu, Kelp und Wakame werden mit einer Affinität des IF für mit L. leichmanii nicht meßbare Corrinoide begründet [40]. Wegen der Unsicherheit des Radioassay für die

Tabelle 2: Corrinoidgehalt einiger Algen

Alge	Gehalt an Corrinoiden in µg/100g		
	L. leichmanii	Radioassay	Ref.
Dulse	10	12,9	[40]
Kombu	0,06	2,8	[40]
Kelp	0,4	4	[40]
Wakame	0,03	4,6	[40]
Hijiki	0,02	<0,02	[40]
Arame	N.A.	0,14	[51]

Messung von Cobalaminen können diese Algen allein aufgrund dieser Meßergebnisse nicht als Vitamin-B_{12}-Quellen eingestuft werden. Untersuchungen an Menschen zur Feststellung der humanbiologischen Aktivität sind bislang nicht durchgeführt worden.

Es sei zudem darauf hingewiesen, daß selbst die gemessenen Werte in Anbetracht der Art des Lebensmittels als äußerst gering zu bewerten sind: 100 g sind eine für Algen kaum erreichbare Verzehrsmenge – diese liegt bei höchstens 10 g/d und sollte aufgrund der Gefahr einer Überdosierung von Jod, das in den meisten Meeresalgen reichlich vorhanden ist, keinesfalls überschritten werden [52].

Lediglich Dulse könnte hier eine Ausnahme bilden, da die Meßwerte etwas höher sind und Dulse als Rotalge einen geringeren Jodgehalt aufweist. Jedoch liegen keine Hinweise auf die Bioverfügbarkeit der Corrinoide für

Menschen oder eine mögliche Blockierung des Vitamin-B_{12}-Stoffwechsels durch inaktive Analoga vor, weswegen auch Dulse bislang nicht als Vitamin-B_{12}-Quelle empfohlen werden sollte.

3.1.2 Pflanzen und Pflanzenprodukte

Daß Pflanzen in der Regel kein Vitamin B_{12} enthalten, ist allgemeiner wissenschaftlicher Stand. Die einzigen Pflanzenprodukte, die noch in ernstzunehmender Diskussion – d.h. abgesehen von bloßen Behauptungen zum Beispiel in populärwissenschaftlicher Literatur – stehen, Vitamin B_{12} zu enthalten, sind die Wurzelknöllchen von Leguminosen, die in Symbiose mit Rhizobien (Knöllchenbakterien, die geringe Mengen an Vitamin B_{12} bilden sollen), leben, sowie auf verschiedene Weise fermentierte Produkte. Außerdem können Bakterien Pflanzen beim Anbau oder der Verarbeitung kontaminieren:

> Es gibt kein aktives Vitamin B_{12} in irgendwas, das aus dem Erdboden wächst; [...] jegliches Vitamin B_{12} in Pflanzen ist zufälligerweise durch bakterielle Kontamination des Nahrungsmittels entstanden. Diese Kontamination geschieht üblicherweise auf der Außenseite der Pflanze[19] [...] [17].

Bevor auf die zahlreichen – größtenteils haltlosen – Behauptungen zu Vitamin B_{12} in mehreren pflanzlichen Produkten eingegangen wird, sollen zunächst die genannten Möglichkeiten der Vitamin-B_{12}-Bildung in und auf Pflanzen überprüft werden.

Wurzelknöllchen entstehen ausschließlich durch das Zusammenwirken von durch die Wurzeln von Leguminosen und wenigen anderen Pflanzen gebildeten Flavonoiden und sogenannten Nodulation factors, die von den Rhizobien produziert werden, unter limitierten Bedingungen – zum Beispiel einem bestimmten Stickstoffvorkommen – durch eine Anzahl biochemischer Prozesse. Diese knötchenartigen Wucherungen binden sich an die

---

[19] Original: „There is no active vitamin B-12 in anything that grows out of the ground; [...] All the vitamin B-12 in plants is there fortuitously in bacteria contaminating the food. That contamination is usually on the outside of the plant [...].“

Wurzelhaare und schließen die Rhizobien ein; aus in den Wurzelknöllchen enthaltenem Cobalt können Corrinoide gebildet werden, wobei verschiedene Rhizobienarten unterschiedliche Kapazität zur Cobalaminbildung besitzen. Die Wurzelknöllchen von Lupinen, Erbsen, Ackerbohnen, Klee oder Luzernen (Alfalfa) enthalten – abhängig vom Blütenstadium – scheinbar größere Mengen an Corrinoiden, während in den Wurzeln selbst weitaus geringere Mengen meßbar sind und die Blätter keine oder nur Spuren enthalten [34]. Aufgrund der Art der Untersuchung (mikrobiologisch) kann nicht zwischen humanbiologisch inaktiven Corrinoiden und Cobalaminen unterschieden werden. Die Wurzelknöllchen von Lupinen sind auch per IF-Analyse untersucht worden, wobei ein stark von der Cobaltkonzentration abhängiger Cobalamingehalt festgestellt wurde [53]. Auch hierbei ist nach heutigem Stand nicht sicher, ob es sich tatsächlich um Cobalamine handelt. Weitere Pflanzenteile wurden nicht untersucht.

Daher ist es unwahrscheinlich, daß die in der Ernährung verwendeten Pflanzenteile (wie die Hülsenfrüchte, d.h. die Bohnen etc. selbst) Quellen für Vitamin B_{12} sind. Weder Wurzeln noch Wurzelknöllchen dieser Pflanzen scheinen in der menschlichen Ernährung Verwendung zu finden; Hinweise auf eine eventuelle Genießbarkeit konnten von mir nicht gefunden werden, so daß diese Möglichkeit der Vitamin-B_{12}-Bildung in bzw. an Pflanzen als für die menschliche Ernährung irrelevant zu beurteilen ist.

Eine andere Weise, auf die Pflanzen zu (einer Kontamination mit) Vitamin B_{12} gelangen können, ist die **Anhaftung oder auch Aufnahme von in der Erde gebildetem oder in organischem Dünger befindlichem Vitamin B_{12}**.

Ein Großteil der Bodenbakterien produziert Corrinoide, ebenso die Bakterien der Verdauungstrakte von Regenwürmern. So können mittels mikrobiologischer Untersuchung unterschiedlich hohe Gehalte an Corrinoiden in Erde erfaßt werden; diese sind offenbar abhängig von Bodentiefe und Cobaltgehalt des Bodens [34]. Pflanzen können diese Corrinoide wohl teilweise aufnehmen, da in den Wurzeln einiger Nahrungspflanzen geringe Mengen mikrobiologisch gemessen wurden. Während dies in manchen Sproßachsen noch gelingt, sind in Blättern und Früchten generell keine Corrinoide nachzuweisen [54]. Ob es sich bei den gefundenen Corrinoiden in Erde oder Pflanzenteilen (teilweise) um Cobalamine handelt, ist bisher anscheinend nicht überprüft worden.

Unter VeganerInnen herrscht die weit verbreitete Annahme, die Aufnahme von Vitamin B_{12} sei durch die Anhaftungen von Erde bzw. Bakterien an (biologisch angebautem) Gemüse möglich, wenn dieses „ungereinigt" verzehrt werde. Dabei wird nicht berücksichtigt, daß Gemüse zumeist bereits einer weitgehenden Reinigung unterzogen wurde, bevor es in den Handel gelangt. Der Konsum von tatsächlich vollkommen ungereinigtem Gemüse (wie zum Beispiel Karotten aus eigenem Anbau) dürfte für die meisten Menschen zu unappetitlich sein, um praktiziert zu werden, zumal gänzlich unklar ist, inwieweit es sich bei eventuell anhaftenden Corrinoiden tatsächlich um Cobalamine handelt. An Pflanzenteilen, die nicht direkt in oder auf Erde wachsen, insbesondere an Früchten, dürften sich keinerlei Bodenbakterien befinden. Hinzu kommt die Gefahr der Gesundheit eher abträglicher Bakterien und Umweltgifte, welche sich auf ungereinigten Nahrungspflanzen, insbesondere aus dem Lebensmittelhandel, befinden können.

Trotz der Tatsache, daß höhere Pflanzen Vitamin B_{12} für ihren Stoffwechsel nicht benötigen, besitzen einige Pflanzen Enzyme, die cobalaminabhängig sind, da sie nur durch Coenzym B_{12} (Adenosylcobalamin) aktiviert werden [55, 56]. Hieraus wurde einst der Schluß gezogen: „Der Grundsatz, daß Pflanzen kein B12 enthalten, muß neu bewertet werden[20] [56]." Das Vorliegen jener Enzyme hat jedoch nicht das Vorliegen von Cobalaminen in der Pflanze zur Folge. Bisher konnte weder in einer der Pflanzen, die cobalaminabhängige Enzyme aufweisen (z.B. Bohnen, Kartoffeln, Spinat), Vitamin B_{12} nachgewiesen werden, noch haben sich diese Pflanzen als geeignet gezeigt, Vitamin-B_{12}-Mangel zu verhindern oder zu lindern.

Die prinzipielle Fähigkeit einiger Pflanzen, Vitamin B_{12} aufzunehmen, hat dazu veranlaßt, die Absorption von in Nährlösungen enthaltenem Cyanocobalamin durch Sojapflanzen zu studieren, womit eine 65,8-86,5%ige Vitaminaufnahme durch die Wurzeln und eine 13,5-34,2%ige Aufnahme durch andere Pflanzenteile (hauptsächlich Blätter) gezeigt werden konnte. Die Vitaminkonzentration der Pflanzenteile stieg exponentiell mit der Vitamin-B_{12}-Konzentration der Nährlösung an (durch die Verwendung von

---

[20] Original: „[T]he dictum that plants do not contain B_{12} must be reassessed."

Cyanocobalamin ist nicht von inaktiven Analoga auszugehen). Die Annahme der roten Farbe der Nährlösung durch die Blätter kann als Beweis für die Vitamin-B_{12}-Aufnahme betrachtet werden – Rot ist die Farbe des Cobalamins. Während der fünftägigen Versuchsperiode schien das Vitamin B_{12} konstant zu bleiben [57]. Es scheint auf diese Weise also möglich zu sein, Pflanzen, die unter normalen Bedingungen kein Vitamin B_{12} enthalten, mit diesem anzureichern. Auch wenn eine längerfristige Stabilität des Vitamins in den verschiedenen Teilen der Pflanze nicht überprüft wurde, verspricht die grundsätzliche Stabilität des Cyanocobalamins (vgl. 3.3) die Möglichkeit der „Haltbarkeit" des Vitamins. Allerdings gehören die untersuchten Teile der Sojapflanze (Wurzeln, Blätter, Sproßachse) nicht zu jenen, die üblicherweise verzehrt werden; über den Vitamin-B_{12}-Gehalt der Sojabohnen liegen keine Meßwerte vor. Zudem entspricht diese Prozedur der Anreicherung von Pflanzen vielmehr den Prinzipien der Supplementierung (3.3) als der sogenannten natürlichen Vitaminaufnahme durch Pflanzen. Üblicherweise werden beim Pflanzenanbau keine derartigen (d.h. cobalaminhaltigen) Nährlösungen verwendet; der hier beschriebene Versuch stellt lediglich die Möglichkeit dar, Pflanzen „künstlich" mit Vitamin B_{12} anzureichern.

Daher wurden ähnliche Versuche der Vitamin-B_{12}-Aufnahme durch Pflanzen mit der Zugabe von organischem Dünger zum Nährboden durchgeführt. Diese basieren auf der Annahme, daß die Ausscheidungen von Tieren wie Rindern oder Schweinen, welche üblicherweise zur Düngung von Feldern benutzt werden, in den Verdauungsorganen der Tiere gebildetes Vitamin B_{12} enthalten. Allerdings liegen hierfür keine Differenzierungen zwischen Vitamin B_{12} und humanbiologisch inaktiven Vitamin-B_{12}-Analoga vor. In der Tat konnten in mit Kuhdung versetzter Erde gewachsenen Pflanzen per IF-Analyse mehr Vitamin-B_{12}-Analoga nachgewiesen werden als in Pflanzen, die in Erde mit anorganischem Mineraldünger gewachsen waren: 0,29 µg gegenüber 0,16 µg in Sojabohnen, 0,91 µg gegenüber 0,26 µg in Gerstensamen und 1,78 µg gegenüber 0,69 µg in Spinatblättern (jeweils pro 100 g Trockengewicht) [58]. Dies zeigt, daß in Erde enthaltene Vitamin-B_{12}-Analoga von Pflanzen aufgenommen werden können, beweist jedoch nicht, daß es sich hierbei um Cobalamine handelt.

Die Aufnahme von Vitamin B_{12} durch Bakterien aus Erde oder organischem Dünger ist also äußerst fraglich und als bisher ungeklärtes Thema zu betrachten. Die äußerliche Anhaftung von Vitamin-B_{12}-bildenden Bakterien dürfte aufgrund der Reinigung von Pflanzen begrenzt sein, und die Speicherung von ins Innere der Pflanzen aufgenommenen Corrinoiden ist nicht hinreichend erforscht. In jedem Fall ist unklar, um welche Art von Corrinoiden es sich überhaupt handelt.

Pflanzen aus biologischem Anbau, die u.a. mit den Ausscheidungen von landwirtschaftlich gehaltenen Tieren gedüngt werden, dürften von VeganerInnen überdurchschnittlich häufig verzehrt werden, auch wenn diese der Tierhaltung, die die Gewinnung dieses organischen Düngers erst ermöglicht, ablehnend gegenüberstehen. Eine vegane Landwirtschaft, die neben vielem anderen auch keinen tierlichen Dünger verwendet, wird zwar in der Regel als anzustrebendes Ideal angesehen und auch von einigen Organisationen bzw. Personen betrieben, jedoch sind hieraus entstandene Produkte nur für einen Bruchteil der vegan lebenden Menschen verfügbar. Die Düngung mit der Tierhaltung entstammenden Ausscheidungen – ob nun Vitamin-B_{12}-haltig oder nicht – wird von VeganerInnen nicht befürwortet und kann somit für diese ohnehin keine akzeptable oder gar begrüßenswerte Quelle des Vitamins darstellen.

Fermentierte Produkte werden VeganerInnen häufig zur Vitamin-B_{12}-Versorgung empfohlen. Hierbei handelt es sich um sehr unterschiedliche Lebensmittel, die durch verschiedenartige Fermentationsprozesse entstehen: Durch Milchsäuregärung (milchsaure Gemüse, Sauerteigbrot), alkoholische Gärung (z.B. Bier) oder mit Hilfe von Schimmelkulturen (z.B. Tempeh). Das Vitamin B_{12} soll hierbei durch die an der Fermentation beteiligten Bakterien gebildet werden.

Sauerkraut ist die in diesem Zusammenhang hierzulande populärste angebliche Vitamin-B_{12}-Quelle und entsteht wie andere milchsaure Gemüse sowie Sauerteig durch die Vergärung von Kohlenhydraten zu Milchsäure, wobei verschiedene Lactobacillen eine Rolle spielen. Manche Lactobacillen sind in der Lage, Cobalamine oder andere Corrinoide zu bilden, jedoch ist diese Fähigkeit für die bei der Sauerkrautherstellung oder Sauerteigführung aktiven Bakterien wie Leucostonoc mesenteroides, Lactobacillus brevis oder

Lactobacillus plantarum [59] weder bekannt noch bewiesen. Mir liegen keinerlei Untersuchungen über den Vitamin-B_{12}-Gehalt von Sauerkraut oder anderem milchsaurem Gemüse vor; es existieren scheinbar lediglich unbelegte Aussagen über „geringe Mengen an Vitamin B_{12} [13]" in Sauerkraut. Sauerteigbrot ist dagegen per IF-Analyse untersucht worden und wies einen Gehalt von 0,02-0,5 µg/100 g (exakter Wert nicht verfügbar) auf [40], wobei nicht klar ist, ob es sich hierbei um Cobalamine oder um humanbiologisch inaktive Corrinoide handelt. Der Erhalt von 0,1 µg/d aus Sauerteigbrot, Kombu und Gerstenmalzsirup bewirkte bei einem von Vitamin-B_{12}-Mangel betroffenen Kind eine Verschlechterung des MCV [37], jedoch ist die Gabe evtl. zu gering und der Anteil der aus Sauerteigbrot stammenden Corrinoide unklar, so daß hieraus keine Aussage über den Vitamin-B_{12}-Gehalt von Sauerteigbrot abgeleitet werden kann.

In weiteren fermentierten Produkten wie Umeboshi-Pflaumen oder fermentierten Sojaprodukten wie Shoyu, Tamari, Miso oder Tempeh wurde kein meßbares Vitamin B_{12} gefunden [40], obwohl diese – insbesondere letzterer – regelmäßig als Vitamin-B_{12}-Quelle angepriesen werden. Da die Schimmelkulturen, mit denen Sojabohnen zur Tempehherstellung geimpft werden, unfähig zur Vitamin-B_{12}-Produktion sind, sind die in indonesischem Tempeh gemessenen recht hohen Vitamin-B_{12}-Gehalte (durchschnittlich 1,94 µg/100 g bei handelsüblichem und 12,7 µg bei im Versuchslabor hergestelltem Tempeh) anscheinend auf eine Kontamination von Tempeh sowie Tempehstarterkultur mit dem Vitamin-B_{12}-bildenden Bakterium Klebsiella pneumoniae zurückzuführen. Mit reiner Schimmelkultur geimpfte Sojabohnen werden ohne die Bildung von Vitamin B_{12} zu Tempeh fermentiert [60]. Die bakterielle Kontamination ist bei der Tempehproduktion nicht die Regel, weswegen Tempeh keine reguläre Vitamin-B_{12}-Quelle darstellt. Der deutsche Tempeh-Hersteller *Viana* schreibt dazu auf seiner Internetpräsenz:

> Wir werden sehr häufig gefragt, ob Viana Tempeh B12 enthält. Leider ist das Vitamin B12 sehr empfindlich (u.a. gegen Licht) und bei Analysen haben wir unterschiedliche Ergebnisse erhalten. Deshalb können wir keinen B12 Gehalt garantieren [61].

Als letztes fermentiertes Lebensmittel, das als Vitamin-B_{12}-Quelle propagiert wird, soll hier auf Bier eingegangen werden. Der Ursprung der oft zu lesenden Behauptung, in Deutschland würden „11% der Vitamin B12

Gesamtaufnahme durch Bier abgedeckt [62, 63]" ist nicht nachvollziehbar. Es werden Vitamin-B_{12}-Gehalte zwischen 0,01 und 0,1 µg/100 g Bier angegeben; die Centrale Marketing-Gesellschaft der deutschen Agrarwirtschaft mbh (CMA) bewirbt Bier mit einem Vitamin-B_{12}-Gehalt von 0,08 µg/100 g [64]. Während die einen die Entstehung von Vitamin B_{12} in Bier in der alkoholischen Gärung vermuten [13], stammt das Vitamin für die anderen aus der eingesetzten Hefe [65]. Hefe jedoch enthält keinerlei Vitamin B_{12} (vgl. 3.1.3). Die Homocysteinkonzentration im Blut wird durch den Alkohol Ethanol erhöht, jedoch soll Bier im Gegensatz zu Spirituosen diesen Effekt nicht ausüben, sondern sich im Gegenteil durch die enthaltenen B-Vitamine (v.a. Folsäure) positiv auf den Homocysteinspiegel auswirken [65]. Es ist jedoch bereits aufgrund des niedrigen Gehaltes unwahrscheinlich, daß Vitamin B_{12} hierzu beiträgt, zumal unbekannt ist, um welche Art von Corrinoiden es sich handelt. Selbst wenn Bier Cobalamin enthalten sollte – wofür es keine realistischen Anhaltspunkte gibt –, wäre (ausgehend von der höchsten Gehaltsangabe von 0,08 µg/100 g) ein weit über die Empfehlungen zum täglichen Alkoholkonsum hinausgehender Bierkonsum (mindestens 3 L/d) zur Bedarfsdeckung notwendig.

Abgesehen von den genannten pflanzlichen Produkten, die teilweise noch in wissenschaftlicher Literatur als Vitamin-B_{12}-Quelle diskutiert werden, gibt es unzählige weitere Pflanzenprodukte, die VeganerInnen zur Deckung ihres Vitamin-B_{12}-Bedarfs empfohlen werden. Hier soll nur auf die in dieser Hinsicht bekanntesten bzw. bedeutendsten eingegangen werden.

Lopino, ein tofuähnliches Nahrungsmittel aus Süßlupinenbohnen, soll 3,7-14,2 µg Vitamin B_{12}/100 g enthalten. Außer der Lupine sei „keine Pflanze bekannt, die in einem so außerordentlichen Ausmaß Vitamin B_{12} synthetisiert und speichert und die zu Lebensmitteln verarbeitet werden kann, in denen der wertvolle Vitamin-B_{12}-Anteil erhalten bleibt [66]". Zwar lebt die Süßlupine in Symbiose mit Knöllchenbakterien, jedoch ist es unwahrscheinlich, daß von diesen eventuell produziertes Vitamin B_{12} in die Bohnen transportiert wird (s.o.). In einem veganen Internetforum findet sich die Kopie der E-Mail eines Lopino-Herstellers aus dem Jahr 2005, in der es heißt:

Richtig ist, daß Lopino früher aktives Vitamin B12 (Cyanocobalamin) enthielt. Bereits Ende 2002 konnte allerdings (leider) kein B12 mehr nachgewiesen werden. Wir haben damals unsere Kunden darüber informiert und den Vitamin B12 Gehalt aus allen Datenblättern inkl. Homepage entfernt. Wir gehen davon aus, daß durch eine Produktionsumstellung, die Produktion wurde wesentlich sauberer und hygienischer, die Synthese von Vitamin B12 durch Bakterien nicht mehr stattgefunden hat. Die Lupine selbst hat, entsprechend unserer eigenen Analysen kein B12. Wir halten alle Veröffentlichungen, die behaupten die Lupine habe B12, für falsch [67].

Demnach beruhte der Vitamin-B_{12}-Gehalt von Lopino nicht auf der Symbiose der Lupine mit Rhizobien, sondern auf bakterieller Kontamination, die nicht die Regel ist, weshalb Lopino nicht als Vitamin-B_{12}-Quelle eingestuft werden kann.

Sanddorn lebt unter Umständen in Symbiose mit Actinomyceten, Bakterien, die ähnlich den Rhizobien Knöllchen an den Wurzeln der Pflanze bilden. Bestimmte Stämme von Actinomyceten sind in der Lage, Cobalamine zu synthetisieren und werden teilweise zur labortechnischen Herstellung von Cyanocobalamin eingesetzt [68]. Ein Hersteller von Nahrungsergänzungsmitteln aus Sanddorn behauptet folglich, daß durch jene Symbiose in der Samenschale des Sanddorns eine hohe Vitamin-B_{12}-Konzentration entstünde [69] und hat sich die Herstellung Vitamin-B_{12}-haltiger Sanddornkonzentrate oder -extrakte sogar patentieren lassen. In der Patentschrift wird für getrocknete Sanddornbeeren ein Vitamin-B_{12}-Gehalt von 32 µg/100 g angegeben, welcher mittels kompetitiven Enzymimmunoassays bestimmt wurde [70]. Hierbei handelt es sich um die Technik ELISA (enzyme-linked immunosorbent assay), bei welcher ein durch die Immunisierung von Kaninchen, Mäusen, Schafen oder anderen Tieren erzeugtes Antiserum[21], dessen Antikörper spezifisch mit der zu bestimmenden Substanz (dem Antigen) – hier Vitamin B_{12} – reagieren sollen, verwendet wird [59, 71]. Da die Anwendung des ELISA für Vitamin-B_{12}-Analysen (noch) nicht sehr gebräuchlich zu sein scheint und Bewertungen dieser Methode mir nicht

---

[21] Es versteht sich nach dem bisher Dargelegten von selbst, daß diese Technik mit veganen Grundsätzen nicht vereinbar ist und daher vermutlich ungeachtet ihrer Effektivität von VeganerInnen abgelehnt wird.

vorliegen, kann die Spezifität der Antikörper für Vitamin B$_{12}$ in dieser Arbeit nicht beurteilt werden.

Der Vitamin-B$_{12}$-Gehalt von Sanddornbeeren und daraus hergestellten Produkten – es gibt auch Sanddornsäfte, -marmelade und weitere Lebensmittel aus bzw. mit Sanddorn, die aufgrund der Gerüchte um Sanddorn als Vitamin-B$_{12}$-Quelle teilweise als solche betrachtet werden – muß jedenfalls stark bezweifelt werden, zum einen da nicht bekannt ist, welche Arten von Actinomyceten eine Symbiose mit Sanddorn eingehen, d.h. ob diese überhaupt Vitamin B$_{12}$ (und nicht vorwiegend andere Corrinoide) synthetisieren, und zum anderen da der Transport des evtl. in den Wurzelknöllchen gebildeten Vitamins bis in die Beeren aufgrund obiger Darlegungen als unrealistisch zu bewerten ist. Zudem ist der in der Patentschrift des Nahrungsergänzungsmittelherstellers *Dr. Pandalis* angegebene Vitamin-B$_{12}$-Gehalt auffällig hoch, was den Verdacht nahelegt, daß es sich dabei zumindest größtenteils um humanbiologisch inaktive Analoga handelt.

Da der Präparathersteller *Dr. Pandalis* selbst zugibt, daß sich das Vorkommen von „Vitamin B$_{12}$" in Sanddorn auf „bestimmte[] Biotope [69]" beschränke und „[n]icht jeder Sanddornstrauch [...] also ein Vitamin B12-Lieferant [69]" sei, scheiden die meisten Sanddornprodukte als potentielle Vitamin-B$_{12}$-Lieferanten ohnehin aus; ungeklärt bleibt somit lediglich die Frage nach dem Vitamin-B$_{12}$-Gehalt des (aufgrund der Analysentechnik ELISA nicht veganen) Nahrungsergänzungsmittels von *Dr. Pandalis*, der wie so viele Anbieter angeblicher Vitamin-B$_{12}$-Lieferanten in diesem Fall für Sanddorn den alleinigen Anspruch auf eine pflanzliche Vitamin-B$_{12}$-Quelle erhebt: „Durch Sanddorn als Vitamin B12-Quelle wird erstmals auch reinen Vegetariern die Möglichkeit gegeben, ihren Vitamin B12-Bedarf aus pflanzlichen Produkten zu decken [70]."

In jener Patentschrift wird weiterhin behauptet,

> Sanddorn kann [...] erfindungsgemäß erfolgreich zur Behandlung oder Prophylaxe von Vitamin B12-Mangelerscheinungen verwendet werden. Insbesondere eignet er sich zur Behandlung von Neuropathien und/oder Erythropoesestörungen und/oder zur Stimulation der Nukleinsäuresynthese [70].

Über diese angebliche Wirkung des Sanddorns liegen jedoch scheinbar keine Studien vor. Um die Effekte von Sanddorn auf den Vitamin-B_{12}-Status zu erforschen, müßten Studien an (erwachsenen) von Vitamin-B_{12}-Mangel betroffenen Menschen, die auf geeignete Parameter (vgl. 2.2.7) Bezug nehmen, durchgeführt werden. Bevor dies nicht geschehen ist, muß es angesichts der Schäden, die ein Vitamin-B_{12}-Mangel langfristig verursachen kann, als gefährlich beurteilt werden, Sanddornprodukte zur Prävention und Heilung eines solchen zu empfehlen.

Verschiedenen Kräutern wird ebenfalls nachgesagt, daß sie Vitamin B_{12} enthalten würden. Bekannteste Beispiele sind Petersilie und Comfrey.

Petersilie erreichte per IF-Analyse einen Gehalt zwischen 0,02 und 0,5 µg/100 g (exakter Wert ist nicht verfügbar) [40]. Ob es sich hierbei um humanbiologisch inaktive oder aktive Corrinoide handelt und inwieweit Petersilie zur Aufnahme von durch Bodenbakterien gebildetem Vitamin B_{12} fähig ist, ob der Gehalt durch organische Düngung zustande kam und ob er durch äußerliche bakterielle Kontamination oder Aufnahme von Corrinoiden ins Innere der Pflanze verursacht ist, kann nicht abgeschätzt werden.

Comfrey (Beinwell) zählt zu den sogenannten Wildkräutern und wird vor allem von VerfechterInnen verschiedener Rohkostformen als Vitamin-B_{12}-Quelle angepriesen. Verschiedene Untersuchungen von Comfrey (sowohl mikrobiologisch als auch per IF) haben zu unterschiedlichen Ergebnissen bezüglich dessen Vitamin-B_{12}-Gehaltes geführt: Während manche ForscherInnen keinerlei Vitamin B_{12} nachweisen konnten, fanden andere Gehalte von bis zu 700 µg/100 g Trockengewicht. Per IF-Analyse bestimmte Werte scheinen – wie bei manchen Algen – durch für L. leichmanii nicht nutzbare Corrinoide oftmals über mikrobiologisch ermittelten zu liegen. Bei der letzten mir bekannten Untersuchung von Comfreyprodukten wurde (per mikrobiologischer Messung) befunden, daß Comfreyblätter, -sproßachsen und -wurzeln lediglich Spuren von Vitamin B_{12} (zwischen 0,25 und 1,6 µg/100 g, unreife Pflanzenteile mehr als ausgereifte und Comfreyprodukte wie Tee oder Tabletten noch deutlich weniger) enthielten – wobei unklar bleibt, inwiefern es sich dabei um Vitamin B_{12} handelt – und daß, wenn Comfrey die einzige Vitamin-B_{12}-Quelle in der Ernährung darstellen würde, beispielsweise 2 kg Comfreyblätter verzehrt werden müßten, um einen Bedarf von 3 µg/d zu decken. Dies sei aufgrund der potentiellen Gesundheitsgefahren von Comfrey – die Pflanze wird aufgrund ihres hohen Gehalts an Pyrrolizidinalkaloiden als hepatoxisch (giftig für die Leber) eingestuft – nicht empfehlenswert [72], wobei ohnehin ein so exzessiver Konsum eines einzelnen Nahrungsmittels zu einer einseitigen Fehlernährung führen würde.

Als letzte angebliche pflanzliche Vitamin-B_{12}-Quelle sollen **Sprossen und Keimlinge** diskutiert werden. Aussagen wie „Eine Sprossenmahlzeit täglich liefert einem Erwachsenen seinen Tagesbedarf an B_{12}. Wir finden es in gekeimten Sojabohnen, Linsen, Kichererbsen und Gartenerbsen [73]" sind häufig zu finden, werden jedoch selten mit Mengenangaben für den angeblichen Vitamin-B_{12}-Gehalt oder gar entsprechenden Nachweisen belegt. Aufgrund der Verbreitung mikrobiologischer Untersuchungsmethoden unter Auftragslaboratorien für lebensmittelchemische Analysen ist anzunehmen, daß die meisten Anbieter von (Produkten aus) Sprossen und Keimlingen bzw. entsprechendem Keimgut, die mit dem Vitamin-B_{12}-Gehalt ihrer Produkte werben, diesen mikrobiologisch haben bestimmen lassen. Alfalfasprossen beispielsweise sollen 0,3 µg/100 g Trockengewicht enthalten [73]. Anhand verschiedenartiger Analysen von Alfalfa wurde geschlußfolgert, daß die mikrobiologische Technik zu irreführenden Ergebnissen kommt, da das zumeist eingesetzte Bakterium L. leichmanii auf viele andere in Alfalfa enthaltene Faktoren reagiert und daß über 85% der scheinbaren Vitamin-B_{12}-Aktivität in Alfalfa durch andere Faktoren als Vitamin B_{12} bestimmt wird [74]. Angaben von 80 mg (also 80000 µg) Vitamin B_{12}/100 g Weizengrassaft [73], einem Produkt aus Weizensprossen, können meiner Ansicht nach als absurd bezeichnet werden und beruhen offenbar auf einem Wiedergabefehler, da sich dieser Wert – sowohl für Weizen- als auch für Gerstengrassaft – auf zahlreichen Internetseiten entweder in der Angabe 80 mg oder 80 µg findet und zudem zumeist auf Gerstengrassaftpulver, also ein konzentriertes Produkt, bezogen ist. In jedem Fall ist nicht klar, auf welche Weise der Vitamin-B_{12}-Gehalt untersucht wurde und welche Arten von Corrinoiden enthalten sind.
Sprossen und Keimlinge müßten am Menschen auf ihren Vitamin-B_{12}-Gehalt untersucht werden, bevor sie als Quelle des Vitamins benannt werden könnten.

3.1.3 Pilze

Verschiedene **Speisepilze** werden immer wieder als Vitamin-B_{12}-haltig bezeichnet. Eine IF-Analyse von Shiitake-Pilzen zeigte einen Corrinoidgehalt von 0,02-0,5 µg/100 g (genauer Wert nicht verfügbar) auf [40]; Austernseitlinge synthetisieren scheinbar keinerlei Corrinoide [75]. Der behauptete Vitamin-B_{12}-Gehalt von Champignons ist scheinbar bislang nicht erforscht worden. Möglich wäre eine Aufnahme aus Pferde- und Hühnermist, auf dem diese Pilze üblicherweise kultiviert werden, diese Anbauweise entspricht jedoch nicht veganen Vorstellungen, so daß manche VeganerInnen auch keine Champignons konsumieren.

Hefen stehen ebenfalls in der Diskussion, Vitamin B_{12} zu liefern; gemeint ist hier zumeist nicht Backhefe – obwohl einige VeganerInnen auch dies annehmen –, sondern Nährhefe, die in Form von Hefeflocken wegen ihres „käsigen" Geschmacks eine besondere Bedeutung in der veganen Küche hat. Hefeflocken werden regelmäßig als Vitamin-B_{12}-Quelle empfohlen, obgleich Hefe laut IF-Analyse keinerlei Vitamin B_{12}, sondern nur viele humanbiologisch unwirksame Analoga aufweist [17]. Die häufige Nennung von Hefeflocken in diesem Zusammenhang beruht möglicherweise auf dem unter VeganerInnen beliebten Buch „Vegane Ernährung", in dem es heißt:

> In Reformhäusern angebotene Nährhefe enthält aktives B_{12}. Dieses stammt allerdings aus dem mit B_{12} angereicherten Melasse-Nährboden, auf welchem die Hefe gezüchtet wird, nicht aus der Hefe selbst [...] [76].

Diese Aussage bezieht sich – wie das lediglich ins Deutsche übersetzte Buch „Vegan Nutrition" allgemein – jedoch auf den englischsprachigen Raum: In England ist die Anreicherung von Nährhefe-Nährböden mit Vitamin B_{12} üblich; in Deutschland wird dies nicht praktiziert, weswegen hiesige Hefeflocken kein Vitamin B_{12} enthalten.

Auch die hierzulande erhältlichen Hefeextrakte sind keine Quelle für Vitamin B_{12}, außer sie sind mit Cyanocobalamin angereichert wie das aus England stammende *Marmite* (vgl. 3.3.1).

Insgesamt ist die Versorgung mit Vitamin B_{12} über vegane Nahrungsmittel, die das Vitamin ohne Anreicherung, sondern von sich aus enthalten sollen, als vollkommen unsicher bis unmöglich zu bewerten. Für die meisten veganen Lebensmittel kann nachgewiesen werden, daß sie selbst kein Vitamin B_{12} bilden bzw. liefern, für einige wenige ist dieser Sachverhalt noch ungeklärt, immer jedoch stark zu bezweifeln. In Nährwerttabellen ist überdies – falls dort aufgeführt – für keines der hier bewerteten Lebensmittel ein Vitamin-B_{12}-Gehalt verzeichnet [77, 78].

Die Bewertung des Vitamin-B_{12}-Gehalts von Algen, Pflanzen und Pilzen erfolgt in meinem Buch besonders kritisch, da anzunehmen ist, daß VeganerInnen eine Vielzahl der aufgeführten Nahrungsmittel – teilweise mit der Absicht, sich auf diese Weise mit Vitamin B_{12} zu versorgen – konsumieren, Vitamin-B_{12}-Mangel jedoch unter sich vegan ernährenden Menschen sehr verbreitet ist (vgl. 3.4). Daher ist es wichtig, Lebensmittel, die (wahrscheinlich) keine Vitamin-B_{12}-Quelle darstellen, nicht fälschlicherweise als solche zu benennen, wie es bedauerlicherweise in der (längst nicht nur pro-veganen) Literatur die Regel ist.

Hinzu kommt die bislang mit der Ausnahme von Spirulina und Nori nicht untersuchte potentielle Gefahr für den Vitamin-B_{12}-Stoffwechsel kontraproduktiv wirkender Corrinoide: Es ist nicht bekannt, ob der ausgedehnte Konsum von Speisen mit einem hohen Gehalt bestimmter humanbiologisch inaktiver Vitamin-B_{12}-Analoga die Aufnahme von Vitamin B_{12} blockieren und so das Auftreten bzw. Fortschreiten eines Vitamin-B_{12}-Mangels beschleunigen kann, so wie es bei Spirulina und Nori der Fall ist. Ob sich noch weitere Lebensmittel, die humanbiologisch inaktive Vitamin-B_{12}-Analoga enthalten, negativ auf die Vitamin-B_{12}-Bilanz auswirken (können) bzw. welche Corrinoide einen solchen Effekt ausüben, ist meines Wissens ein völlig unerforschtes Feld.

Um die Effektivität eines Nahrungsmittels als Vitamin-B_{12}-Lieferant eindeutig bestimmen zu können, ist die Analyse des Stoffes selbst wenig aufschlußreich. Hierfür müßten Lebensmittel an Menschen getestet werden, was bisher bei kaum einem veganen Lebensmittel in sinnvoller Weise getan wurde. Die andere – m.E. weitaus sinnvollere und vertretbarere – Möglichkeit besteht darin, die Suche nach einer „natürlichen" veganen Vitamin-B_{12}-Quelle aufzugeben und sich statt dessen um sichere Methoden der Vitamin-B_{12}-Integration in die vegane Ernährung zu bemühen.

3.2 Nicht-nutritive Wege der Vitamin-B_{12}-Aufnahme

Auch wenn Vitamin B_{12} aufgrund seiner Essentialität definitionsgemäß der exogenen Zufuhr bedarf, wird immer wieder die Frage aufgeworfen, wie lange der menschliche Körper ohne Zufuhr des Vitamins über die Nahrung auskommen kann und ob eine Eigensynthese von Vitamin B_{12} die dauerhafte Zufuhr überflüssig machen könnte.

3.2.1 Resorption aus dem Darm

Nach allgemeiner Auffassung wird Vitamin B_{12} im Dickdarm (Colon) bakteriell synthetisiert, dort aber nicht absorbiert. Dennoch werden immer wieder Behauptungen laut, nach denen „Vitamin B_{12} [...] auch im Dickdarm aufgenommen [wird], was lange Zeit bezweifelt wurde, so daß auch die Bakterienflora im Dickdarm einen Beitrag zur Vitamin-B_{12}-Versorgung leisten kann [79]."

Generell ist die Aufnahme von Nährstoffen vielmehr Aufgabe des Dünn- als des Dickdarms, dessen Funktion hauptsächlich in der Umwandlung des Speisebreis in Kot sowie dessen Speicherung bis zur Ausscheidung besteht. Zwar ist im Dickdarm auch kein IF vorhanden, jedoch wurde durch die Gabe von Cyanocobalamin zusammen mit sowie ohne IF in den Colon herausgefunden, daß dieses dort selbst unter der Anwesenheit von IF nicht absorbiert wird [80]. Die Aufnahme von Vitamin B_{12} über den Colon ist folglich – wie bei den meisten Nährstoffen – physiologisch unmöglich.

Anders als Vitamin B_{12} können humanbiologisch inaktive Corrinoide scheinbar in Lösung mit kurzkettigen Fettsäuren zusammen mit diesen über den Colon resorbiert werden. Womöglich stellt dies die Hauptquelle für das Vorkommen inaktiver Vitamin-B_{12}-Analoga in menschlichen Zellen dar und trägt zur Malabsorption von Vitamin B_{12} bei [81]. Ob die Aufnahme inaktiver Corrinoide durch die Dickdarmwand im Gegensatz zu Vitamin B_{12} in einer geringeren Molekülgröße als der des relativ großen Cobalaminmoleküls oder ihrer Löslichkeit in kurzkettigen Fettsäuren begründet liegt, kann von mir nicht beurteilt werden.

Die Aufnahme von Vitamin B_{12} erfolgt ausschließlich über den letzten Abschnitt des Dünndarms, das Ileum. Dort ist die Bakterienflora nicht so reich wie im Colon und bildet in der Regel kein Vitamin B_{12}. Unter bestimmten Umständen jedoch können die pathogenen Keime der Gattung Pseudomonas und Klebsiella den Dünndarm besiedeln und dort Vitamin B_{12} synthetisieren. Dies könnte zur Vitamin-B_{12}-Versorgung beitragen, jedoch sind diese Bakterien im Dünndarm gesunder Menschen aus westlichen Ländern üblicherweise nicht vorhanden [82]. Eine Besiedlung des Darms mit Krankheitserregern ist sicherlich kein wünschenswerter Zustand.

VertreterInnen der Theorie der Vitamin-B_{12}-Aufnahme aus dem Darm finden sich reichlich unter VeganerInnen, häufiger noch unter VerfechterInnen bestimmter Formen der Rohkosternährung, die einen Vitamin-B_{12}-Mangel in ihrer Ansicht nach falschen Ernährungs- und Lebensweisen (Konsum von gegarter Nahrung, Getreide, raffiniertem Zucker, Gewürzen, Medikamenten etc.) und einer infolgedessen geschädigten Darmflora begründet sehen. Diese trete bei „Fleischessern" sowie bei „Brot- und Puddingvegetarier[n] [79]", nicht aber bei solchen Menschen, die „naturgemäß" leben, auf: „Bei natürlicher pflanzlicher Nahrung (Obst, Gemüse, Grünblattsalate aus biologischem Anbau) ist kaum ein Vitamin-B_{12}-Mangel zu befürchten [79]". Dies führt zu fatalen Schlußfolgerungen wie

> Die Nahrung muß gar kein Vitamin B_{12} enthalten, wenn nur die Darmflora gesund ist, die Nahrung Kobalt in den nötigen Spuren enthält und das von den Bakterien hergestellte Vitamin B_{12} in ausreichendem Maße aufgenommen werden kann [79].

Die Vorstellung, daß Vitamin B_{12} über den Darm absorbiert werden könne, entspringt also letztendlich einem ideologisch geprägten Verständnis eines „natürlichen Lebens".

Die beiden Komponenten der Theorie, Vitamin B_{12} könne im Darm gebildet und von dort absorbiert werden, stimmen jeweils für sich. Da jedoch die Absorption von Vitamin B_{12} oberhalb des Darmabschnittes erfolgt, in dem das Vitamin synthetisiert wird, handelt es sich bei dem vom Darm aufgenommenen Vitamin B_{12} nur um exogenes (d.h. durch die Nahrung zugeführtes); das endogen (also im Dickdarm) gebildete wird ungenutzt mit dem Kot ausgeschieden.

Einzige Möglichkeit der Aufnahme von im eigenen Darm gebildeten Vitamin B_{12} bestünde folglich in Kopophragie, dem Essen des Kots, welcher neben zahlreichen inaktiven Analoga auch – im Colon synthetisiertes – Vitamin B_{12} enthält [81]. Während einige nichtmenschliche Tierarten scheinbar diese Art der Vitamin-B_{12}-Zufuhr praktizieren, ist die Vorstellung, Kot zu verzehren, für die meisten Menschen undenkbar. Die vielzitierte Studie, in der VeganerInnen durch die orale Gabe eines Extrakts aus ihrem eigenen Kot von Vitamin-B_{12}-Mangel geheilt worden seien [17], hat so offenbar nie stattgefunden [83]. Allerdings konnten bei (nicht veganen) PatientInnen mit perniziöser Anämie hämatologische Verbesserungen durch die intramuskuläre Injektion eines Extrakts ihres Kots erzielt werden [84]. Es ist einleuchtend, daß sich auf diese oder ähnliche Weise kaum jemand Vitamin B_{12} zuführen wollen wird, so daß auch diese Möglichkeit der Versorgung mit Vitamin B_{12} ausscheidet.

3.2.2 Resorption aus den körpereigenen Speichern

Obwohl ein wasserlösliches Vitamin, wird Vitamin B_{12} in der Leber (50-90%) und Muskulatur (ca. 30%) gespeichert [13]. Der durchschnittliche Körperspeicher beträgt ca. 2,5 mg (2500 µg) [20], kommt jedoch nur durch kontinuierliche exogene über den täglichen Bedarf hinausgehende Vitamin-B_{12}-Zufuhr zustande. Kinder sich langjährig vegan ernährender Mütter, welche sich und den Kindern kein Vitamin B_{12} zuführen, können daher keinen Speicher anlegen. Menschen, die sich nicht über viele Jahre über ihren Bedarf hinaus mit Vitamin B_{12} versorgt haben – beispielsweise durch eine häufig der veganen vorausgehende langjährige vegetarische und somit gegebenenfalls cobalaminarme Ernährung –, werden über geringere Körperspeicher verfügen, die unter Umständen nur wenige Jahre die Versorgung aufrecht erhalten können.

Täglich werden von der Leber über die Galle 5-10 µg Vitamin B_{12} in den Dünndarm geleitet, von denen bei intakter Resorptionsfähigkeit ca. 3-5 µg/d aufgenommen werden können. Wenn der Körperspeicher und somit die

Vitamin-B_{12}-Abgabe durch die Galle absinkt, kann sich die Absorptionsrate auf nahezu 100% erhöhen, so daß beispielsweise 1 µg komplett absorbiert werden kann. Erwachsene VeganerInnen ohne exogene Vitamin-B_{12}-Zufuhr können laut Herbert von ihrem Vitamin-B_{12}-Vorrat in der Leber theoretisch 20-30 Jahre zehren, wohingegen von einer Malabsorption betroffene Menschen innerhalb von 1-3 Jahren einen Mangel entwickeln [24].

Die Praxis jedoch zeigt, daß zahlreiche VeganerInnen weitaus früher Zeichen eines Vitamin-B_{12}-Mangels aufweisen. Es ist nicht davon auszugehen, daß die eindeutige Tendenz zu erhöhten MMA- und Homocysteinwerten sowie einer erniedrigten Konzentration von Vitamin B_{12} im Blut bei veganer Ernährung (vgl. 3.4) sich hauptsächlich auf Personen bezieht, die sich länger als 20 Jahre vegan ernähren. Die verschiedenen Vitamin-B_{12}-abhängigen Körperzellen können je nach Verbrauch unterschiedlich schnell – manche früher als andere – von einem Defizit betroffen sein, so daß bereits in einem Stadium früher negativer Vitamin-B_{12}-Bilanz z.B. neurologische Schäden auftreten können [24]. Auch kann der Homocysteinspiegel bei noch vorhandenen Körperspeichern bereits erhöht sein [85], was die unter 2.2.6 genannten eventuellen Gefahren mit sich bringen kann.

Doch wie lange es auch dauern mag, bis sich ein Vitamin-B_{12}-Mangel manifestiert: Da es sich beim Veganismus nicht um eine (vorübergehende) Diät handelt, ist dieser für eine deutlich längere Zeit als 20 oder auch 30 Jahre konzipiert; für viele Menschen ist die Entscheidung, vegan zu werden, eine für ihr gesamtes Leben, so daß früher oder später jeder Veganer und jede Veganerin ohne Vitamin-B_{12}-Zufuhr von einem Vitamin-B_{12}-Mangel betroffen sein wird. Zudem sollte die vegane Ernährung dauerhaft, d.h. auch für ein ganzes Leben von Geburt an, funktionieren können. So werden überzeugte VeganerInnen auch ihre Kinder vegan aufziehen und ihre Praxis der Zufuhr bzw. Nicht-Zufuhr von Vitamin B_{12} auf diese übertragen. Daß es ohne körpereigenen Vitamin-B_{12}-Speicher unmittelbar zu einem gravierenden Mangel kommt, zeigen deutlich die leider zahlreichen Fälle von Vitamin-B_{12}-Mangel betroffener Säuglinge sich vegan ernährender Mütter ohne exogene Vitamin-B_{12}-Zufuhr (vgl. 3.4.2).

Körpereigene Speicher reichen also allenfalls für eine Übergangszeit für die Versorgung mit Vitamin B_{12}. Dauerhaft muß, egal bei welcher Ernährungsform, dem Körper von außen Vitamin B_{12} zugeführt werden.

3.2.3 Sperma als Vitamin-B_{12}-Lieferant

In pro-veganen Internetforen und auf sonstigen -plattformen wird regelmäßig die Frage diskutiert, inwieweit die orale Aufnahme menschlichen Spermas zur Vitamin-B_{12}-Versorgung beitragen kann. Bezugsquellen für die Annahme, daß Sperma Vitamin B_{12} enthalte, sind verschiedene Internetseiten, die (ohne Quellenangabe) einen Vitamin-B_{12}-Gehalt von 0,3-0,6 µg/L Samenplasma nennen [86]. Da andere Körperflüssigkeiten wie Blut oder Speichel sowohl Cobalamine als auch andere Corrinoide transportieren können – sie enthalten Haptocorrine, die alle Arten von Corrinoiden binden –, stellt sich zunächst die Frage nach der humanbiologischen Aktivität der Corrinoide im Sperma. Eine Untersuchung verschiedener Proben von Samenplasma zeigte auf, daß dieses sowohl große Mengen Transcobalamin II (welches für gewöhnlich nur Cobalamine transportiert) als auch anderer Transportproteine, (die nicht spezifisch für Cobalamin sind), enthält. Normalerweise überwiegt der Gehalt an TC II gegenüber dem anderer Transportproteine, wohingegen im Samenplasma sterilisierter Männer scheinbar mehr Haptocorrine als TC II vorkommen [87]. Hieraus kann geschlußfolgert werden, daß menschliches Sperma in der Regel tatsächlich Vitamin B_{12} enthält.

Die Tatsache, daß Samen das höchst konzentrierte Depot an TC II im männlichen Körper darstellt – die Konzentration im Blut beträgt ein Zehntel dessen [87] –, veranlaßt manche VeganerInnen dazu, oral aufgenommenes Sperma als ausgezeichnete Vitamin-B_{12}-Quelle zu bejubeln [88], doch ist das gerechtfertigt? Eine Ejakulation „liefert" im Durchschnitt scheinbar 3,3 ml Sperma [86], was ausgehend von einem durchschnittlichen Vitamin-B_{12}-Gehalt von 0,45 µg/L (angenommen, daß es sich dabei ausschließlich um Vitamin B_{12} und nicht teilweise um humanbiologisch inaktive Analoga handle) bedeutet, daß die Menge einer Ejakulation ca. 0,0015 µg Vitamin B_{12} enthalten würde. Ein Tagesbedarf an Vitamin B_{12} von 3 µg würde mit durchschnittlich 6,6 L Sperma (rund 2000 Ejakulationen) gedeckt werden. Hieraus dürfte klar werden, daß der Vitamin-B_{12}-Gehalt von Sperma als derart gering zu bewerten ist, daß er zum täglichen Bedarf im Grunde keinen Beitrag leisten kann. Somit kann diese Art der Vitamin B_{12}-Zufuhr nicht nur für diejenigen, die keinen Oralsex praktizieren bzw. Sperma oral aufnehmen, als irrelevant beurteilt werden.

Im Übrigen ist zu vermuten, daß die TC II-Konzentration im Sperma bei ausbleibender Vitamin-B_{12}-Zufuhr ähnlich wie im Blut rasch abnehmen würde (vgl. 2.2.7), im Sperma von Männern, die mit Vitamin B_{12} unterversorgt sind, also vorwiegend oder lediglich humanbiologisch inaktive Corrinoide vorkommen würden. Voraussetzung für den (ohnehin geringen) Vitamin-B_{12}-Gehalt von Sperma wäre folglich eine externe Vitamin-B_{12}-Zufuhr. Für die Behauptung, daß auch Vaginalsekret Vitamin B_{12} enthalte [88], konnte ich keine Belege finden.

3.3 Vitamin-B_{12}-Supplementierung

Da es, wie hier bislang gezeigt wurde, nahezu unmöglich ist, (genügend) Vitamin B_{12} über vegane Nahrungsmittel (oder auf anderem Weg als über die Ernährung) aufzunehmen, liegt es nahe, die vegane Ernährung um Vitamin B_{12} anzureichern, dieses also zu supplementieren. Dies kann sowohl über angereicherte Nahrungsmittel (z.b. mit Vitamin B_{12} versetzte Getränke oder Cerealien) als auch über verschiedene Nahrungsergänzungsmittel (z.b. Tabletten oder Tropfen) praktiziert werden. Für beide Zwecke wird aufgrund seiner durch das Cyanid gegebenen Stabilität zumeist Cyanocobalamin eingesetzt. Dieses ist an sich noch kein „aktives" Vitamin, wird jedoch im Körper durch die Entfernung des Cyanids aktiviert, weswegen Menschen mit der (seltenen) Unfähigkeit, Cyanid enzymatisch zu entfernen, kein Cyanocobalamin einnehmen sollten [17]. Auch Personen mit chronischem Nierenversagen – aufgrund der schlechteren Entgiftung von Cyanid – sowie RaucherInnen – wegen der höheren Ausscheidung von Cyanocobalamin über den Urin infolge erhöhter Cyanidlevel durch Tabakrauch – sollten Cyanocobalamin eher meiden und andere Formen wie beispielsweise Methylcobalamin bevorzugen [83].

Der gelegentliche Vorwurf der Giftigkeit von Cyanocobalamin aufgrund des enthaltenen Cyanids (Salz der Blausäure) ist zurückzuweisen, da der Cyanidgehalt selbst in hohen Dosen Cyanocobalamin viel zu gering ist, um toxisch zu wirken (19,2 µg Cyanid in 1000 µg Cyanocobalamin). Die tägliche Aufnahmemenge von Cyanid durch andere Stoffe kann bis zu 372 µg/Person betragen [89].

Die Supplementierung von Vitamin B_{12} durch angereicherte Nahrungsmittel und – mehr noch – Nahrungsergänzungsmittel stößt unter VeganerInnen auf breite Ablehnung. Dies betrifft längst nicht nur jene, die (auch) gesundheitlich motiviert sind; auch viele derjenigen, die vegan leben, um sich der Beteiligung an Tierausbeutung zu verweigern, sind oftmals der Ansicht, vegane Ernährung sei *die* natürliche Ernährung für den Menschen, weshalb es nicht sein könne, daß in der veganen Ernährung ohne Supplementierung ein Defizit irgendeines Nährstoffes bestehen könnte. Daher sind die Anstrengungen, eine Alternative zur Vitamin-B_{12}-Supplementation zu finden, von veganer Seite recht hoch. Die Anreicherung von Nahrungsmitteln und erst recht die Vitaminzufuhr durch Tabletten o.ä. wird als unnatürlich empfunden und oftmals nicht lediglich persönlich abgelehnt, sondern durch die Aufrechterhaltung längst widerlegter Mythen zur Vitamin-B_{12}-Versorgung sowie der Erklärung der Vitamin-B_{12}-Problematik zur Strategie der „Fleisch"-/Pharmaindustrie aktiv bekämpft. Dieses Streben nach einer vollkommenen, von „der Natur" vorgegebenen Ernährung ist vielmehr psychologisch als rational zu erklären, denn rational betrachtet sollten VeganerInnen darum bemüht sein, sinnvolle und sichere Vitamin-B_{12}-Quellen auszumachen und anzuerkennen. Bemerkenswert dabei ist, daß das in angereicherten Nahrungsmitteln oder Tabletten enthaltene Vitamin B_{12} ebenso „natürlich" ist wie jedes – gleich in welchem Medium enthaltene – Vitamin B_{12}: Es wird von Bakterien synthetisiert.

Entgegen der verbreiteten Auffassung, „künstlich" (d.h. durch menschliches Zutun) hergestelltes Vitamin B_{12} könne vom Körper schlechter verwertet werden als „natürlich" vorkommendes, wurde festgestellt, daß Vitamin B_{12} aus Nahrungsergänzungsmitteln und angereicherten Cerealien eine bessere Bioverfügbarkeit aufweist als das aus anderen „Nahrungsmitteln" (sogenannten Fleischprodukten) [90]. Leider wurde sich dabei nur auf die Plasmakonzentration an Vitamin B_{12} bezogen; da es sich bei dem durch Supplemente oder Cerealien zugeführten Vitamin B_{12} um humanbiologisch aktive Formen handelt, ist in diesem Fall – anders als bei diversen Algen oder Pflanzen, die große Mengen an humanbiologisch inaktiven Corrinoiden enthalten – eine Erhöhung der Plasmakonzentration als erfolgreiche Zufuhr von Vitamin B_{12} zu bewerten. Daneben belegen zahlreiche Studien die Effektivität der Gabe von Cyanocobalamin bei bestehendem Vitamin-B_{12}-Mangel. Egal ob als Nahrungsergänzungsmittel (z.B. in Tablettenform) oder als Zusatz in Lebensmitteln: Cyano- sowie Methylcobalamin können MMA-Werte signifikant reduzieren und somit Vitamin-B_{12}-Mangel beheben [91].

Die Empfehlung, die Vitamin-B_{12}-Zufuhr bei veganer Ernährung entweder über angereicherte Lebensmittel oder Nahrungsergänzungsmittel zu sichern, ist mittlerweile sowohl durch klassisch ernährungswissenschaftliche als auch zunehmend (pro-)vegane Institutionen (z.B. die *Vegan Society*) Standard. Bedauerlicherweise passen längst nicht alle entsprechenden Organisationen ihre Empfehlungen den aktuellen Erkenntnissen an.

3.3.1 Angereicherte Nahrungsmittel

Typische – in Deutschland erhältliche – mit Vitamin B_{12} angereicherte Produkte sind Sojadrinks, Frühstückscerealien und Fruchtsäfte, wobei diese Lebensmittel nicht immer veganen Kriterien entsprechen. In anderen Ländern wie beispielsweise England, Österreich oder der Schweiz gibt es zusätzliche Produkte, welchen Vitamin B_{12} zugesetzt ist wie z.b. Hefeextrakte oder „Fleischersatzprodukte", die teilweise auch mit Logos der *Vegan* bzw. *Vegetarian Society* als vegan gekennzeichnet sind.

Hierzulande beziehen sich LebensmittelherstellerInnen bei der Vitaminanreicherung auf die Nährwertkennzeichnungsverordnung, die einen Tagesbedarf von 1 µg Vitamin B_{12}, welcher auf 100 g bzw. 100 ml zu mindestens 15% erreicht werden soll, zugrundelegt [92]. Die analoge Empfehlung zur Anreicherung von Lebensmitteln in den USA bezieht sich auf 6 µg, weswegen angereicherte Produkte in den USA üblicherweise mehr Vitamin B_{12} liefern als entsprechende europäische Produkte [85]. Es wird davon ausgegangen, daß die Vitamin-B_{12}-Versorgung bei veganer Ernährung in den Teilen der Welt, wo die Anreicherung von Nahrungsmitteln restriktiveren Regelungen unterliegt, ein größeres Problem darstellt als in Ländern, in denen ausgiebige Anreicherungen erlaubt sind [93]. Die hier erhältlichen angereicherten Lebensmittel enthalten oftmals zu wenig Vitamin B_{12}, um VeganerInnen, welche ihren Bedarf – ausgehend von der hierzulande gültigen Empfehlung von 3 µg/d – ausschließlich über solche Produkte decken wollen, gerecht zu werden. Um dies zu verdeutlichen, sollen prominente Vertreter einiger Produktgruppen als Beispiel genannt werden:

Sojadrinks, -joghurts und -puddings der Firma *Alpro Soya* enthalten mit der Ausnahme zweier Drinks aus dem Kühlregal, die preislich teurer und längst nicht überall zu beziehen sind und die 0,17 bzw. 0,5 µg/100 g enthalten, 0,15 µg/100 g. Alle weiteren mir bekannten angereicherten Sojadrinks anderer HerstellerInnen enthalten ebenfalls 0,15 µg/100 g[22]. Um den Vitamin-B_{12}-Bedarf alleine über diese Sojaprodukte zu decken, müßten

---

[22] Alle Nährwertangaben in diesem Kapitel entstammen – sofern nicht anders angegeben – der Nährwertinformation auf der Verpackung.

folglich 2 L Sojadrink bzw. 2 kg anderer angereicherter Sojaprodukte (Joghurts, Puddings) pro Tag konsumiert werden, was sich in einer einseitigen oder überkalorischen Ernährung äußern würde. Etwas sinnvoller ist der gekühlte Sojadrink von *Alpro Soya* mit 0,5 µg/100 g konzipiert, doch auch hiervon müßten immerhin 600 ml/d getrunken werden, wenn keine andere Vitamin-B_{12}-Quelle hinzukäme.

Kellog's **Cornflakes** enthalten 0,83 µg Vitamin B_{12}/100 g. Eine durchschnittliche Portion von 30 g liefert daher rund 0,25 µg.

Anlehnend an den Vorschlag auf der Verpackung von *Kellog's Cornflakes* für eine Portion Cornflakes von 30 g mit 125 ml Milch würde die entsprechende Menge Cornflakes mit angereichertem Sojadrink (0,15 µg/100 g) ca. 0,45 µg und mit dem erwähnten Kühlprodukt (0,5 µg/100 g) ca. 0,87 µg Vitamin B_{12} liefern. Es stellt sich die Frage, welche angereicherten Lebensmittel hinzukommen könnten, um den Tagesbedarf zu decken.

Multivitaminsäfte enthalten neben einer Vielzahl anderer Vitamine auch Vitamin B_{12}. Während manche HerstellerInnen ihren Säften nur recht wenig Vitamin B_{12} (beispielsweise 0,25 µg/100 ml im Multivitamin-Mehrfruchtsaft von *Neu's*) zusetzen, liefern die Säfte mancher Marken bis zu 0,5 µg/100 ml (*Hohes C, beckers bester*). Die Bedarfsdeckung allein mit solchen Säften wäre ernährungsphysiologisch nicht sinnvoll, jedoch könnten sie zusammen mit anderen geeigneten Produkten dazu beitragen. Allerdings ist die Kombination von Vitamin B_{12} mit vielen anderen Nährstoffen, unter anderem den in Multivitaminsäften enthaltenen Vitaminen B_1, B_3, C und E, kritisch zu bewerten, da diese das Cobalaminmolekül beschädigen und teilweise in humanbiologisch inaktive Vitamin-B_{12}-Analoga umwandeln können. Aufgrund der eventuellen Schädlichkeit solcher Analoga auf den Vitamin-B_{12}-Stoffwechsel wird sogar empfohlen, Multivitaminpräparaten – wozu auch Multivitaminsäfte zählen – kein Vitamin B_{12} zuzusetzen [94]. Zudem ergibt sich das Problem, daß viele Fruchtsäfte nicht vegan sind: Klare Säfte wie z.B. Apfelsaft, der zumeist Bestandteil von Mehrfruchtsäften ist, sind oftmals mit Gelatine geklärt; für fettlösliche Vitamine wie ß-Carotin (Provitamin A) oder Vitamin E kann Gelatine als Trägerstoff eingesetzt werden, um nur zwei Beispiele zu nennen. Somit stellen Säfte, die sich des ein oder anderen nicht veganen Herstellungsprinzips bedienen, für VeganerInnen, die auf diese

Dinge achten, keine Vitamin-B_{12}-Quelle dar. Welche der genannten oder sonstigen Säfte vegan sind, wurde im Rahmen dieser Arbeit nicht ermittelt. Der Vitamin-B_{12}-Gehalt von vitaminisiertem **Kakaopulver** (z.B. *Suchard Express*) ist mit 1,0 µg/100 g als gering zu beurteilen, da pro Tasse Kakao ca. 20 g Pulver, d.h. 0,2 µg Vitamin B_{12}, zum Einsatz kommen. In der Schweiz und in Österreich erhältliche „**Fleischersatzprodukte**" der Linie *Vegavita* enthalten 0,33 µg Vitamin B_{12}/100 g [96]. Ein regelmäßiger darüber hinausgehender Verzehr der auf Weizeneiweiß basierenden Produkte ist meiner Ansicht nach der Gesundheit nicht zuträglich, weshalb auch hier der Vitamin-B_{12}-Gehalt als gering bewertet werden kann.

Hefeextrakte sind vor allem hierzulande normalerweise nicht mit Vitamin B_{12} angereichert, in den USA bzw. England jedoch liefern einige Marken große Mengen des Vitamins wie z.B. *Red Star Vegetarian Support Formula* mit 8,0 µg/16 g (empfohlene Tagesportion von einem Teelöffel) [95]. Dieses wurde bereits erfolgreich in der Behandlung von Vitamin-B_{12}-Mangel, gemessen durch die signifikante Reduzierung der MMA-Konzentration, angewendet [91]. Ein bekannteres angereichertes Hefeextrakt ist *Marmite* mit 15 µg/100 g (d.h. 1 TL von 16 g würde 2,4 µg liefern). Letzteres ist sogar in manchen Geschäften in Deutschland zu erwerben, wird jedoch vom Konzern *Unilever* vertrieben, dessen Produkte manche VeganerInnen u.a. wegen seines Status als Auftraggeber für Tierversuche ablehnen.

Einen außergewöhnlich hohen Vitamin-B_{12}-Gehalt weisen die hierzulande erhältlichen **Energydrinks** auf. Die von mir überprüften bekannten Marken (*Red Bull, Flying Horse, Power Horse*) enthalten jeweils 2 µg/100 ml, womit eine Dose Energydrink (250 ml) 5 µg Vitamin B_{12} liefert und den Tagesbedarf an Vitamin B_{12} damit gut decken kann. Ernährungsphysiologisch betrachtet sind Energydrinks abgesehen von Vitamin B_{12} eher als ungünstig zu bewerten (hoher Zucker- und Koffeingehalt), jedoch würde der Konsum einer Dose pro Tag auch noch im Rahmen liegen. Es müßte allerdings abgeklärt werden, ob die genannten Produkte überhaupt vegan sind. Da verständlicherweise nicht JedeR zur Deckung des Vitamin-B_{12}-Bedarfs Energydrinks trinken möchte, die meisten VeganerInnen aber Sojadrinks oder andere pflanzliche „Milch" konsumieren, wäre es sehr erfreulich, wenn diese Getränke den Vitamin-B_{12}-Gehalt von Energydrinks aufweisen würden.

Für sämtliche angereicherten Lebensmittel gilt, daß sich durch Erhitzen der Vitamin-B_{12}-Gehalt reduziert (z.B. bei 2-5minütigem Kochen um ca. 30%) [13], wobei Cyanocobalamin vielleicht auch in dieser Hinsicht beständiger ist als andere Cobalamine.

Es ist davon auszugehen, daß angereicherte Produkte – hierzulande v.a. Sojadrinks – eine große Bedeutung für die von VeganerInnen praktizierte Vitamin-B_{12}-Zufuhr haben. Bedauerlicherweise sind hier gerade Sojadrinks – im Gegensatz zu z.b. den USA, wo Sojadrinks bereits pro Portion (1 Tasse) 0,9-3 µg liefern [97] – mit sehr wenig Vitamin B_{12} angereichert. VeganerInnen werden sich jedoch oftmals auf angereicherte Produkte als hinreichende Vitamin-B_{12}-Quelle verlassen, ohne zu berechnen, ob der angegebene Gehalt ihren Bedarf decken kann. Die Bedarfsdeckung über angereicherte Nahrungsmittel scheint bei sorgfältiger Auswahl der Produkte zwar möglich, jedoch wird der Tagesbedarf in vielen Fällen wahrscheinlich unterschritten werden. Immerhin können angereicherte Produkte zumindest zur Vitamin-B_{12}-Versorgung beitragen.

Es sei jedoch darauf hingewiesen, daß die Anreicherung mit Vitamin B_{12} von Lebensmitteln aus kontrolliert biologischem Anbau gemäß EG-Öko-Verordnung nicht gestattet ist und daher nur konventionell angebaute Nahrungsmittel mit Vitamin B_{12} angereichert sind. Da viele VeganerInnen Wert auf Kriterien wie „biologischen Anbau" legen und manche hauptsächlich oder gar ausschließlich biologische Produkte konsumieren, stehen für diesen Personenkreis keine angereicherten Lebensmittel zur Verfügung.

3.3.2 Nahrungsergänzungsmittel

Vitamin B_{12} wird als klassisches Nahrungsergänzungsmittel – d.h. nicht in Lebensmitteln verarbeitet – in verschiedenen Formen wie Tabletten, Tropfen oder Injektionslösungen angeboten. Wegen der Assoziation mit Arzneimitteln werden derartige Präparate von vielen Menschen, die sich vegan ernähren, strikt abgelehnt, jedoch scheinen sie auf eine zunehmende Akzeptanz unter VeganerInnen zu stoßen, was möglicherweise auf die Erkenntnis zurückzuführen ist, daß eine ausreichende Vitamin-B_{12}-Zufuhr ohne Supplemente bei veganer Ernährung nur schwer realisierbar ist. Über sechzig

Jahre „vegane Geschichte" könnten dies gezeigt haben. So raten mittlerweile viele vegane Organisationen unmißverständlich zu einer Vitamin-B_{12}-Supplementierung; die diesbezüglichen einst zögerlichen Empfehlungen in pro-veganer Literatur sind sehr bestimmt geworden. Auch die szeneinterne Diskussion läßt vermuten, daß zumindest bei einem Teil der VeganerInnen ein Umdenken bzgl. des Wunsches, ihre Ernährung möglichst „natürlich" zu gestalten, stattfindet.

Tabletten scheinen der einfachste Weg zu sein, sich gezielt mit Vitamin B_{12} zu versorgen. Es ist davon auszugehen, daß dies die häufigste Art der Einnahme von Nahrungsergänzungsmitteln auch in Bezug auf Vitamin B_{12} ist. Hierbei gibt es gravierende Unterschiede in der Dosierung: Während manche Tabletten weniger als 10 µg Vitamin B_{12}/Tablette liefern, enthalten andere bis zu 2000 µg. Je nachdem sind die Tabletten für eine (mehrmals) tägliche oder auch wöchentliche Einnahme bestimmt.

Wie unter 2.2.5 ausgeführt, hat eine höhere Dosis eine niedrigere Absorptionsrate zur Folge, weswegen m.E. die tägliche Aufnahme geringerer Dosen zu bevorzugen ist. Sie entspricht der normalen physiologischen Vitaminaufnahme. Einfluß auf die Absorption hat außerdem die Zusammensetzung der Tabletten: Harte Tabletten, v.a. solche in (veganen) Kapseln, passieren ggfs. zu rasch den Magen, um von Magensäure aufgelöst zu werden, und können daher nicht oder nur unzureichend absorbiert werden [98]. Daher ist das Kauen oder Lutschen von Tabletten empfehlenswert [83]; Kapseln und andere harte Tabletten, die nicht zum Lutschen oder Kauen verwendet oder aufbereitet werden können, sollten vermieden werden.

Für Vitamin-B_{12}-Supplemente wird oftmals die sublinguale Aufnahme (d.h. die Plazierung des Präparats unter der Zunge bis zu dessen Auflösung) empfohlen. Nach gängiger Ansicht wird bei sublingualer Aufnahme der Verdauungstrakt weitgehend umgangen, da auf diese Weise aufgenommene Stoffe direkt in den Blutkreislauf gelangen. Das würde bedeuten, daß hierbei der IF nicht zum Einsatz kommt. Es ist m.W. nicht erforscht, ob die (auch durch passive Diffusion bei hohen Vitamin-B_{12}-Dosen gegebene) ständige Umgehung des IF ein Nachlassen der IF-Produktion zur Folge haben kann. Dies wäre allerdings ohne Bedeutung, wenn die Vitamin-B_{12}-Aufnahme dauerhaft sublingual bzw. hochdosiert erfolgen würde.

Weiterhin unterscheiden sich Tabletten darin, ob sie als Mono- oder als Kombipräparat, d.h. im Verbund mit anderen Vitaminen oder auch Mineralstoffen, angeboten werden. Zahlreiche Vitamin-B_{12}-Tabletten sind zudem nicht vegan, da sie beispielsweise Lactose enthalten oder in Gelatinekapseln gehüllt sind.

In Deutschland sind Vitamin-B_{12}-Tabletten, die veganen Kriterien entsprechen, nicht immer einfach zu beziehen. Anders z.b. in England, wo es in jeder Drogerie eine große Auswahl unterschiedlicher Tabletten, größtenteils als vegan gekennzeichnet, zu günstigen Preisen gibt. Daher lassen sich einige VeganerInnen Vitamin-B_{12}-Tabletten aus England besorgen bzw. bestellen diese über das Internet. Auf diesem Weg haben beispielsweise Tabletten der Firma *Holland & Barrett* hierzulande Verbreitung gefunden. Andere VeganerInnen bestellen sich über einen deutschen Importeur *Solgar 1000 μg Nuggets* (für sublingualen Gebrauch). Ein veganes Multivitamin hat die *Vegan Society* entwickelt: In *Veg 1* (kaubar) sind neben 10 μg Vitamin B_{12} außerdem Vitamin B_2, B_6, Folsäure, Vitamin D_2 sowie Jod und Selen enthalten. Das Präparat soll speziell auf vegane Bedürfnisse abgestimmt sein und einmal pro Tag eingenommen werden [99]. *Veg 1* ist beispielsweise über die *Vegane Gesellschaft Österreich (VGÖ)* und zunehmend auch über den veganen Versandhandel in Deutschland zu beziehen. Zu kritisieren ist hierbei die Kombination mit Nährstoffen, die bei veganer Ernährung nicht notwendigerweise supplementiert werden müssen (insbesondere Folsäure). Für VeganerInnen, die sich insgesamt unausgewogen ernähren, mag ein veganes Multivitamin sinnvoll sein, nicht aber für solche, die auf eine vollwertige Ernährung achten und ausschließlich Vitamin B_{12} supplementieren möchten (wobei das in *Veg 1* enthaltene Vitamin D in manchen Breitengraden für die Wintermonate durchaus sinnvoll sein kann). Ähnlich verhält es sich mit den in deutschen Reformhäusern angebotenen *Vitamin B_6, B_{12} + Folsäure Kautabletten* von *Dr. Ritter*, die 2,57 μg Vitamin B_{12}/Tablette enthalten, wodurch der Tagesbedarf mit 1-2 Tabletten gedeckt werden kann. Die Tabletten sind laut Packungsaufschrift gut „[f]ür den Homocysteinstoffwechsel [...]", was durch die Vitaminkombination Sinn ergibt (vgl. 2.2.6), jedoch ist nachvollziehbar, daß viele VeganerInnen nicht täglich Vitamine (mit)supplementieren möchten, die sie sich bereits durch die Ernährung reichlich zuführen. Abgesehen davon sind die Tabletten durch die

Möglichkeit des Zerkauens/Lutschens und die geringe Dosierung gut konzipiert und stellen eine der seltenen hierzulande erhältlichen veganen[23] Vitamin-B_{12}-Tabletten dar. Weitere eindeutig vegane in deutschen Geschäften verkaufte Vitamin-B_{12}-Tabletten sind mir nicht bekannt. Manche Produkte in Drogerien oder Apotheken könnten vegan sein, dies ist – aufgrund uneindeutiger Inhaltsstoffe – jedoch nicht geklärt. Der naheliegende Konsum von Multivitamin-Brausetabletten (der Vitamin-B_{12}-Gehalt beträgt i.d.R. 1 µg) kann aufgrund der Anwesenheit zahlreicher Vitamine, die Vitamin B_{12} abbauen können [94], nicht empfohlen werden. Somit ist das Angebot veganer Kriterien entsprechender sowie auf den veganen Bedarf abgestimmter Vitamin-B_{12}-Tabletten in Deutschland eindeutig zu bemängeln.

Tropfen, die Vitamin B_{12} liefern, sind hierzulande über Apotheken zu beziehen. Beispielhaft seien hier die *B_{12}-Tropfen Ankermann* genannt, welche 50 µg/1 ml (25 Tropfen) enthalten. Ein Tropfen liefert somit 2 µg Vitamin B_{12}, was diese Tropfen zu einer sehr leicht und nach Bedarf dosierbaren Vitamin-B_{12}-Quelle macht. Die Tropfen sollten auf oder unter die Zunge gegeben werden, was insbesondere für die Versorgung von Kindern ideal erscheint. Produkte von Pharmakonzernen sind jedoch für viele VeganerInnen aufgrund deren Verbindung mit Tierversuchen problematisch.

Trinkampullen mit Vitamin B_{12} gibt es unter dem Namen *Vitasprint* in Apotheken. Hierbei handelt es sich um eine „Aufbau-Kur" mit 500 µg Vitamin B_{12} und zwei nicht essentiellen Aminosäuren, die der Produktwerbung nach zu urteilen eher für ältere Menschen als für VeganerInnen konzipiert ist. Da das Produkt nach Aussage der Firma scheinbar vegan ist [100], kann es dennoch für VeganerInnen, die bereit sind, den im Vergleich zu anderen Produkten hohen Preis zu bezahlen, eine Vitamin-B_{12}-Quelle darstellen.

Vitamin-B_{12}-**Pulver** gibt es sowohl zur direkten Einnahme (z.B. von *Higher Nature* aus England, bedauerlicherweise in Kombination mit dem für Vitamin B_{12} schädlichen Vitamin C) als auch reines Cyanocobalamin zur Herstellung

---

[23] Die Information, daß das Produkt vegan ist, sowie Cyano- bzw. Hydroxycobalamin enthält, entstammt persönlichen Mitteilungen des Herstellers per E-Mail vom 28.06.2005 sowie 01.07.2005.

einer Verreibung mit Traubenzucker o.ä., um damit selbst Lebensmittel anzureichern. Inwieweit VeganerInnen diese interessante Möglichkeit der Anreicherung nutzen, kann nicht beurteilt werden.

Eine parenterale (d.h. nicht über den Magen-Darm-Trakt führende) Möglichkeit der Vitamin-B_{12}-Zufuhr bieten **Spritzen**. Sie werden häufig empfohlen, um ein länger bestehendes Defizit, d.h. z.b. eine mehrjährige vegane Ernährung ohne Supplementierung, auszugleichen. Dabei werden üblicherweise Injektionslösungen mit 1000 µg Cyanocobalamin intramuskulär, intravenös oder subcutan verabreicht. Es hat sich jedoch herausgestellt, daß hierzu keine Notwendigkeit besteht, da sogar durch Malabsorption bedingter Vitamin-B_{12}-Mangel durch hochdosierte orale Gaben von Cyanocobalamin behoben werden kann. Diese werden als mindestens ebenso effektiv wie intramuskuläre Injektionen beurteilt und erzielen in Bezug auf die Vitamin-B_{12}-Konzentration im Serum sowie den MMA-Level sogar bessere Ergebnisse [101]. Möglicherweise gehen einige VeganerInnen davon aus, daß das Spritzen von Vitamin B_{12} erfolgsversprechender sei als die orale Einnahme bzw. zu einer längeren Speicherung des Vitamins verhelfe, so daß – im Gegensatz zur für manche lästigen regelmäßigen Einnahme oraler Supplemente – nur wenige Spritzen oder „Spritzen-Kuren" pro Jahr oder alle paar Jahre notwendig seien. Für diese Annahme besteht allerdings kein Anlaß.

Eine Alternative zur Spritze soll ein relativ neu in den USA entwickeltes Vitamin-B_{12}-**Pflaster** darstellen. Dieses wird u.a. VeganerInnen empfohlen und soll, hinter das Ohrläppchen geklebt, innerhalb von 24 Stunden kontinuierlich 1000 µg Cyanocobalamin durch die Haut in den Blutkreislauf abgeben [102]. Auch wenn auf deutschsprachigen veganen Internetplattformen darüber berichtet wurde, ist nicht davon auszugehen, daß dieses Produkt hierzulande bereits Verbreitung gefunden hat.

Die Supplementierung von Vitamin B_{12} über Nahrungsergänzungsmittel scheint um einiges sicherer zu sein als die über angereicherte Lebensmittel, da hier Präparate mit ausreichender Dosierung zu finden sind. Bei beiden Wegen der Supplementation ist davon auszugehen, daß dem Körper Vitamin B_{12} – i.d.R. Cyanocobalamin – zugeführt wird und nicht etwa humanbiologisch inaktive Vitamin-B_{12}-Analoga – außer, das Vitamin wird durch die Kombination mit anderen Vitaminen in solche umgewandelt. Die Supplementation kann daher – bei sorgfältiger Auswahl geeigneter Quellen – als sichere und empfehlenswerte Zufuhr von Vitamin B_{12} beurteilt werden.

3.4 Vitamin-B_{12}-Mangel bei veganer Ernährung?

Versorgen sich VeganerInnen ausreichend mit Vitamin B_{12}? Verlassen sie sich auf Pflanzen, Algen oder Pilze als Vitamin-B_{12}-Lieferanten, oder greifen sie auf Supplemente zurück? Wie lange können VeganerInnen tatsächlich von ihren körpereigenen Vitamin-B_{12}-Speichern zehren? All dies müßte sich im Vitamin-B_{12}-Status sich vegan ernährender Menschen widerspiegeln. Sind also VeganerInnen häufig von einem Vitamin-B_{12}-Mangel betroffen?

3.4.1 Vegane Erwachsene

Die Aussage, daß „Vitamin-B_{12}-Mangelpatienten meistens Fleischesser [79]" seien, wird in vegetarischen Kreisen gerne aufgenommen. So hob der *Vegetarierbund Deutschland e.V.* in einem Interview mit dem Autor des Buches, in dem diese These verbreitet wird, hervor: „Die meisten Betroffenen sind Fleischesser/innen [103]". Diese Aussage stimmt selbstverständlich absolut gesehen, da der Großteil der Menschen sich nicht vegetarisch, geschweige denn vegan, ernährt und ca. 2% aller Menschen (und 10-30% der älteren Menschen) unabhängig von der Ernährungsform von einer Malabsorption von Vitamin B_{12} betroffen sind [83]. Hieraus entstehender Vitamin-B_{12}-Mangel kann zur perniziösen Anämie führen, hat jedoch nichts mit einem ernährungsbedingten Defizit zu tun. Denn prozentual betrachtet sind eindeutig mehr VeganerInnen (und auch VegetarierInnen) von Anzeichen eines Vitamin-B_{12}-Mangels betroffen als „FleischesserInnen".

In einer Studie, die den Vitamin-B_{12}-Status von VeganerInnen (V), Lacto- bzw. Lacto-Ovo-VegetarierInnen (LV-LOV-Gruppe) und Nicht-Vegetarier-Innen (NV) verglich, zeigte sich folgendes Ergebnis (s. Tabelle 3 auf der nächsten Seite):

Tabelle 3: Vitamin-B_{12}-Status verschiedener Gruppen (Angaben in %)

Parameter	NV	LV-LOV mit B-Vit.	ohne B-Vit.	V mit B-Vit.	ohne B-Vit.
Geringe Vitamin-B_{12}-Konzentration	1	8	32	29	83
Geringe Konzentration von HoloTC II	11	62	77	88	92
Erhöhte MMA-Konzentration	5	31	68	88	83
Hyperhomocysteinämie	16	15	38	47	67

Einige der vegetarischen und veganen TeilnehmerInnen supplementierten ihre Ernährung mit B-Vitaminen, es wurde jedoch nicht berichtet, inwieweit es sich dabei auch um Vitamin B_{12} handelte und in welcher Dosis und Häufigkeit die Supplemente eingenommen wurden [14]. So kann über den Effekt einer Vitamin-B_{12}-Supplementation mit dieser Studie keine Aussage getroffen werden. Allerdings ist eindeutig festzustellen, daß in dieser Studie VeganerInnen und auch VegetarierInnen häufiger von verschiedenen Anzeichen eines Vitamin-B_{12}-Defizits betroffen waren als Nicht-VegetarierInnen (mit einziger Ausnahme der Hyperhomocysteinämie bei VegetarierInnen, die B-Vitamine supplementierten).

Bei der deutschen Vegan-Studie hatten 28,2% der TeilnehmerInnen eine erniedrigte Vitamin-B_{12}-Konzentration im Serum und 38,1% Hyperhomo-cysteinämie, wobei der Grenzwert hier recht hoch angelegt wurde und ca. 2/3 überhöhte Homocysteinkonzentrationen aufwiesen. „Strikte VeganerInnen", die in dieser Studie von „moderaten VeganerInnen" (mit einem maximalen Bezug von 5% der Nahrungsenergie aus Eiern oder Milchprodukten) unterschieden wurden, wiesen signifikant niedrigere Cobalamin- und höhere Homocysteinkonzentrationen auf als „moderate VeganerInnen". 19,8% der „strikten VeganerInnen" hatten zudem ein überhöhtes MCV – im Vergleich zu 0% der „moderaten VeganerInnen". KeineR der TeilnehmerInnen nahm Vitamin-B_{12}-Supplemente [29].

Von jeweils 250 nicht-vegetarischen, vegetarischen und veganen britischen Männern hatten 0,4% der Nicht-Vegetarier, 20% der Vegetarier und 60% der Veganer eine erniedrigte Vitamin-B_{12}-Konzentration im Plasma. Stark erniedrigte Werte fanden sich bei keinem Nicht-Vegetarier, 1,6% der

Vegetarier und 20% der Veganer. Einige der Veganer schienen durch Supplemente eine durchschnittliche Vitamin-B_{12}-Zufuhr von 3,0 µg/d zu erreichen [104].

Diese beispielhaft herangezogenen Studien zeigen, daß VeganerInnen weitaus häufiger von einem Vitamin-B_{12}-Mangel betroffen sind als Nicht-VegetarierInnen. Wahrscheinlich sind es lediglich die körpereigenen Speicher, die einen Teil der bei den Untersuchungen erfaßten VeganerInnen davor bewahrt haben, Anzeichen eines Vitamin-B_{12}-Mangels aufzuweisen.

3.4.2 Kinder von VeganerInnen und derart kategorisierten Personen

Kinder langjähriger Veganerinnen, die nicht supplementieren, können keinen Körperspeicher anlegen, da sie über die Muttermilch wenig bis kein Vitamin B_{12} erhalten: Die Vitamin-B_{12}-Konzentration in menschlicher Muttermilch ist bei Frauen mit vegetarischer bzw. veganer Ernährung niedriger als in der Milch nicht-vegetarischer Mütter. Die Dauer der veganen Ernährung korreliert dabei umgekehrt mit der Vitamin-B_{12}-Konzentration in der Milch, d.h. der Vitamin-B_{12}-Gehalt von Muttermilch nimmt mit Dauer der veganen Ernährung ab. Je niedriger die Konzentration von Vitamin B_{12} im Serum und je höher die MMA-Ausscheidung über den Urin ist, desto niedriger ist tendenziell auch die Konzentration in der Milch. Als Folge davon haben Kinder, die Muttermilch mit geringem Vitamin-B_{12}-Gehalt erhalten, höhere uMMA-Werte [105].

So ist es nicht verwunderlich, daß es zahlreiche Fälle von Kindern mit teilweise schwerstem Vitamin-B_{12}-Mangel aufgrund der nicht mit Vitamin B_{12} angereicherten veganen (oder „vegan-nahen") Ernährung der Mutter gibt. Anzeichen eines Vitamin-B_{12}-Defizits wie Gedeihstörungen, Stillstand oder Rückgang der Entwicklung, Erbrechen, Lethargie, auffällige Bewegungen u.v.m. treten oftmals zwischen dem zweiten und zwölften Lebensmonat auf [106]. Vitamin-B_{12}-Mangel bei Säuglingen führt öfter als bei Erwachsenen zu irreversiblen Schäden. Viele Symptome können durch die Verabreichung des Vitamins zwar entscheidend verbessert werden, jedoch ist

> [d]ie Langzeitprognose eines alimentären Vitamin-B_{12}-Mangels im frühen Kindesalter [...] auch unter Substitution schlecht. So konnten in einem 10-

Jahres-Follow-up Irritabilität, Gedeihstörung/Anorexie und eine schlechte Hirnentwicklung konsistent nachgewiesen werden; häufig fand sich ein schlechtes intellektuelles Outcome, wobei die Prognose umso schlechter war, je später der Vitamin-B_{12}-Mangel entdeckt und therapiert wurde [107].

Ob vegan ernährte Kinder bzw. VeganerInnen allgemein einen Vitamin-B_{12}-Mangel entwickeln, hängt in erster Linie von ihrem Informationsstand (bzw. dem ihrer Eltern) bzgl. der Problematik sowie ihrer Bereitschaft zur Anreicherung ihrer Ernährung mit dem Vitamin ab:

> Es ist wichtig zu erkennen, daß es adäquate und inadäquate vegane Ernährungsformen gibt. Mangelernährung kann aufgrund von Ignoranz und Fehlinformation entstehen[24] [108].

Religiöse sich vegan (oder auch „überwiegend vegan") ernährende Gemeinschaften sind häufig trotz schwerwiegender Fälle von Vitamin-B_{12}-Mangel ihrer Kinder nicht bereit, ihre Ernährung um Vitamin B_{12} zu ergänzen wie z.b. Rastafaris [108, 109] oder die Black Hebrews [110]. Im Gegensatz dazu gibt es aber auch vegan lebende Gemeinschaften, die sich in ausreichendem Maß Vitamin B_{12} zuführen wie *The Farm* in den USA, die angereichertes Hefeextrakt benutzen sowie ihren selbst hergestellten Sojadrink mit einer relativ großen Mengen Vitamin B_{12} anreichern und so eine gute Zufuhr auch für ihre Kinder sicherstellen [111]. Dem aktuellen Diskurs innerhalb der veganen Bewegung nach zu urteilen gehen viele vegane Eltern, die nicht religiös bzw. quasi-religiös (z.b. durch strikte Ernährungsgebote wie die der meisten Rohkostformen) beeinflußt sind, verantwortungsvoll mit dem Thema Vitamin B_{12} um und bemühen sich um die Integration angemessener Quellen in die Ernährung ihrer Familie.

Leider gibt es noch zahlreiche vegane oder sich als vegan verstehende bzw. so kategorisierte Personen, die die Thematik ignorieren oder verharmlosen und so ihre eigene Gesundheit oder – weitaus gravierender – die ihrer Kinder gefährden, wie es z.b. Medienberichte hin und wieder zeigen. Mittels solcher Berichte soll selbstverständlich keine Aufklärung hinsichtlich einer adäquaten Vitamin-B_{12}-Versorgung bei veganer Ernährung betrieben werden, sondern jene Tragödien werden – sensationsheischend - regelmäßig dazu miß-

---

[24] Original: „It is important to recognize that there are adequate and inadequate vegan diets. Malnutrition can arise because of ignorance and misinformation."

braucht, den Veganismus bzw. vegane Ernährung an sich zu diskreditieren und VeganerInnen per se als „schlechte Eltern" darzustellen:

„Kleinkind von Veganern verhungert [112]", „Veganer ließen ihren Sohn verhungern [113]", „Veganer ließen Kind verhungern [114]" – dies sind nur einige der Schlagzeilen in Reaktion auf den Tod eines 16 Monate alten Kleinkindes im März 2004 in Bad Driburg (NRW). Die Eltern, die ihrem Sohn die Behandlung einer Lungenentzündung verweigerten und ihn bis auf vier Kilogramm abmagern ließen, gaben an, ihr Leben nach dem Buch „Der Große Gesundheits-Konz" auszurichten. Um den Experten für Steuertricks Franz Konz, der als Begründer der sogenannten Urkost (einer auf Wildpflanzen und Früchten basierenden Rohkosternährung) bzw. UrMedizin gilt, schart sich eine regelrechte „Urkostgemeinde", die teilweise lebensgefährliche Regeln wie die Verweigerung jeglicher „schulmedizinischer" Behandlung (so im o.g. „Fall" geschehen) einhält bzw. mit diesen Ideen sympathisiert. Selbstverständlich ist im Sinne der „Urkost" auch jegliche Supplementierung von als künstlich diffamierten Vitaminen tabu. Viele AnhängerInnen/SympathisantInnen der „Urkost" sind ebenfalls dem Veganismus zugeneigt bzw. umgekehrt finden einige VeganerInnen Gefallen an der „Urkost" und nehmen für ihre Ernährung teilweise Bezeichnungen wie „vegan" oder „roh-vegan" in Anspruch, wobei fraglich ist, inwieweit sie wirklich vegan *leben*. Während ursprünglich von Konz auch der Verzehr kleinerer Tiere wie z.B. Insekten gutgeheißen und als Vitamin-B_{12}-Quelle benannt wird, orientieren sich dem Veganismus zugeneigte Personen wohl an einer „veganen" Variante der „Urkost". Als Vitamin-B_{12}-Quellen werden hier verschiedene Wildkräuter (wie z.B. Beinwell) oder Sanddorn (vgl. 3.1.2) propagiert. Abgesehen von der grundsätzlichen Frage, ob Kleinkinder mit einer auf Früchten und Kräutern basierenden Ernährung überhaupt hinreichend ernährt werden können (was beispielsweise die Energie- und Proteinzufuhr betrifft), versorgen sogenannte UrköstlerInnen, die ihre Kinder konsequent ihrer Ideologie gemäß aufziehen, diese nicht mit Vitamin B_{12}.

Auch mehrere weitere Todesfälle sollen im Veganismus begründet sein: In Großbritannien starb im Juli 2000 ein neun Monate altes Mädchen an einer durch Mangelernährung verursachten Lungenentzündung; die Eltern lebten „roh-vegan" und ernährten das Baby von Tomatensaft und Wasser [115]. In Frankreich verursachte ein „vegan" lebendes Elternpaar, das sich

„ausschließlich von Obst und Gemüse [116]" ernährt haben soll, den Tod ihres 16 Monate alten Sohnes. In einer Familie aus Miami kam es 2003 zum Tod der sechs Monate alten Tochter durch (vegane) Rohkosternährung (das Gewicht der überlebenden, ebenfalls mangelernährten Kinder nahm nach der Aufwertung der Ernährung durch Getreide und Sojadrink zu). In den beispielhaft aufgeführten Fällen geht es nicht explizit um Vitamin-B_{12}-Defizite, sondern um allgemeine Mangelernährung und deren Folgen durch (angeblich) vegane Ernährung. Ich möchte hiermit aufzeigen, wie negativ sich ideologische Ernährungskonzepte wie der Anspruch, ausschließlich von roher Nahrung bzw. gemäß einer „Urkost" zu leben, insbesondere auf den Gesundheitszustand von Kleinkindern auswirken können. Als ideologisch muß hierbei auch der Glaube, dem Körper müsse kein Vitamin B_{12} zugeführt werden, bzw. die Versorgung mit Vitamin B_{12} sei durch den Konsum bestimmter Pflanzen sichergestellt, bezeichnet werden.

Da die Rohkosternährung auch z.B. von ernährungswissenschaftlicher Seite zumeist unter den vegetarischen Ernährungsweisen subsumiert wird (von den Ernährungswissenschaftlern Leitzmann und Hahn werden Roh-köstlerInnen gar als „New Vegans" bezeichnet), ist es nicht verwunderlich, daß die Rohkost oft mit dem Veganismus assoziiert wird, obwohl letzterer weder in seiner Motivation noch in seiner Durchführung mit oben beschriebenen Formen der Fehlernährung oder beispielsweise der grundsätzlichen Ablehnung medizinischer Behandlung verbunden ist.

Eine (englischsprachige) Auflistung von Kleinkindern veganer oder vegetarischer Mütter mit klinischem Vitamin-B_{12}-Mangel von 1981-2007 findet sich auf dieser Internetseite: http://www.veganhealth.org/b12/apinfants

Die mangelhafte Vitamin-B_{12}-Versorgung veganer Kinder ist eine Katastrophe sowohl für jedes einzelne hiervon betroffene Kind (insbesondere da sie so leicht zu vermeiden wäre) als auch für den Veganismus, dessen Image durch derartige Vorkommnisse massiven Schaden nimmt.

3.5 Schlußfolgerungen für die Vitamin-B$_{12}$-Versorgung bei veganer Ernährung

Durch vegane Ernährung, die sich ausschließlich auf „natürliche" vegane Grundnahrungsmittel verläßt, ist normalerweise kein oder zumindest nicht genügend Vitamin B$_{12}$ zu beziehen. Unzählige VeganerInnen haben bereits versucht, auf verschiedene Weise – durch den Konsum von Algen, ungewaschenem Bio-Gemüse oder sonstigen angeblich Vitamin B$_{12}$ liefernden Lebensmitteln – ihren Vitamin-B$_{12}$-Bedarf zu decken und sind dabei gescheitert. Nach über 60 Jahren Veganismus zeigt die Erfahrung, daß dieser Weg früher oder später bei den meisten Menschen zum Vitamin-B$_{12}$-Mangel führt. Die unmißverständliche Empfehlung fast aller sich dem Thema (veganer) Ernährung widmender Institutionen lautet daher, die Versorgung mit Vitamin B$_{12}$ durch angereicherte Lebensmittel oder Supplemente sicherzustellen. Doch auch hierbei sollten sich VeganerInnen nicht nur auf Empfehlungen oder Packungsaufdrucke verlassen, sondern Verantwortung für ihre Ernährung und somit ihre Vitamin-B$_{12}$-Zufuhr übernehmen. Die vielen falschen Behauptungen von LebensmittelherstellerInnen oder verschiedenen Interessengruppen, in der Literatur und durch die Medien, weisen auf, daß dies nötig ist.

Die im Folgenden dargelegte Untersuchung wird aufzeigen, wie informiert VeganerInnen tatsächlich über die Möglichkeiten der Vitamin-B$_{12}$-Versorgung sind, welche davon sie selbst nutzen, ob sie möglicherweise noch Mythen über angebliche Vitamin-B$_{12}$-Quellen anhängen und wie sie gegenüber einer Supplementierung des Vitamins eingestellt sind.

4. Empirischer Teil

4.1 Untersuchungsdesign

4.1.1 Fragestellung der Untersuchung

Die bisherigen theoretischen Ausarbeitungen haben gezeigt, daß die Versorgung mit Vitamin B_{12} bei veganer Ernährung nicht „automatisch" vonstatten geht. VeganerInnen benötigen, da ihre Ernährung das Vitamin nicht per se erhält, Wissen, um es sich gezielt zuzuführen. Unzureichende oder falsche Informationen können dazu führen, daß die Zufuhr ausbleibt und es zu Mangelerscheinungen und daraus resultierenden Schäden kommt. Die von mir durchgeführte Befragung hatte zum Ziel, herauszufinden, ob VeganerInnen diese Problematik ernstnehmen und wie folglich ihre Handlungen in Bezug auf Vitamin B_{12} aussehen. Konkret sollten aktuelle Einstellungen und Verhaltensweisen von VeganerInnen insbesondere im deutschsprachigen Raum erfaßt werden, die darauf schließen lassen, ob die theoretische Möglichkeit der Vitamin-B_{12}-Versorgung in der Praxis umgesetzt wird, d.h. ob und inwieweit Menschen, die sich dem Veganismus zuordnen, über das hierfür notwendige Wissen verfügen, wie sie dieses Wissen verarbeiten und ob dieses tatsächlich zu einer adäquaten Bedarfsdeckung führt. Festzustellen, wie viele VeganerInnen mit Vitamin B_{12} unterversorgt sind, woran dies liegen könnte und welche Möglichkeiten es gibt, diese Situation zu verändern, waren ebenfalls Zwecke der Untersuchung.

4.1.2 Methodische Vorgehensweise

Bei der Untersuchung handelt es sich um eine schriftliche Befragung, die vom 04.12.2007 bis zum 31.01.2008 durchgeführt wurde. VeganerInnen wurden mittels eines entsprechenden Aufrufs zur Anforderung von Fragebögen und Teilnahme an der Studie motiviert; dieser Aufruf wurde zum einen als Flyer über verschiedene vegane Versandhandels- und Ladengeschäfte, vegane Organisationen, Gruppen aus dem Tierrechts- bzw. Tierbefreiungsspektrum sowie vegane und vegetarische Gaststätten verbreitet bzw. in Naturkostläden ausgehängt und zum anderen als Anzeige im Magazin des *Vegetarierbund Deutschland e.V.* geschaltet sowie in veganen Internetforen verbreitet und über diverse Mailinglisten geschickt, so daß sowohl Menschen mit als auch ohne Internetzugang erreicht werden konnten. Gegen eine – für die Teilnehmenden bequemere – Online-Befragung wurde sich entschieden, um die Qualität der Antworten gegenüber einer ansonsten wahrscheinlich größeren Quantität, jedoch möglicherweise geringeren Qualität, anzuheben. Potentielle StudienteilnehmerInnen hatten den Fragebogen per E-Mail, Post oder Telefon anzufordern. Dieser wurde dann entweder per E-Mail als PDF (zum Ausdrucken) oder per Briefpost verschickt. Nach der Teilnahme war der ausgefüllte Fragebogen anonym per Briefpost zurückzusenden. Zudem wurden einige Fragebögen von mir und anderen Personen persönlich weitergereicht und teilweise wieder ausgefüllt entgegengenommen.

Insgesamt wurden 336 Fragebögen per E-Mail und 19 per Briefpost verschickt sowie 17 persönlich übergeben, wobei mir bekannt ist, daß einige Personen z.B. an veganen Stammtischen oder bei anderen Gelegenheiten eigenhändig Fragebögen verteilt haben. Von der *Veganen Gesellschaft Österreich* wurde beispielsweise eine größere Menge Fragebögen vervielfältigt und weitergegeben. Außerdem verteilten einige TeilnehmerInnen den Fragebogen in ihrem Familien- oder Bekanntenkreis. Somit kann die Anzahl der letztendlich ausgegebenen Fragebögen nicht ermittelt werden, was auch die Angabe einer Rücklaufquote nicht möglich macht.

Insgesamt gingen bei mir 366 ausgefüllte Fragebögen ein. Hiervon wurden aus unter 4.2.2 erläutertem Grund neun Fragebögen ausgeschlossen, so daß für die Auswertung 357 Fragebögen berücksichtigt wurden.

Der siebenseitige Fragebogen (Anhang 1) umfaßt fünf Themenbereiche (Biographische Daten, Lebensweise, Motivation für den Veganismus, Vitamin B_{12} – den Kernteil – sowie Ernährung allgemein).

Die Analyse und Auswertung der Daten erfolgte mit dem Programm Statistical Package for the Social Sciences (SPSS), Version 14.

4.2 Untersuchungsergebnisse

Die Ergebnisse der Untersuchung sind als nicht repräsentativ anzusehen. Dies liegt v.a. darin begründet, daß die TeilnehmerInnen (TN) – hiermit sind im Folgenden ausschließlich die bei der Auswertung berücksichtigten 357 Personen gemeint – nicht per Zufallsstichprobe aus der Gesamtheit der VeganerInnen gezogen wurden, sondern sich vermutlich primär jene an der Befragung beteiligt haben, die aus dem ein oder anderen Grund genügend Interesse am Thema Vitamin B_{12} aufweisen, um die Motivation für den mit der Studienbeteiligung verbundenen Aufwand aufzubringen. Wer die Auseinandersetzung mit der Thematik scheut, möchte sich evtl. auch nicht mit einem Fragebogen zur Vitamin-B_{12}-Versorgung befassen.

Neben dem Weg über die Briefpost könnte sich die Tatsache, daß es keine Freiumschläge gab und die TN die Kosten für Rücksendung und ggfs. Ausdruck des Fragebogens selbst zu tragen hatten, oder auch Länge und Inhalt des Fragebogens negativ auf die Beteiligung ausgewirkt haben.

Zudem sei darauf hingewiesen, daß sich die Antworten zahlreicher TN teilweise stark widersprechen und manche Fragebögen keinerlei Logik aufweisen.

4.2.1 Soziodemographische Daten

An der Befragung nahmen Menschen aller Altersklassen teil. Der/die jüngste Teilnehmende war zum Zeitpunkt der Befragung 10 Jahre und der/die älteste Teilnehmende 79 Jahre alt. Das Durchschnittsalter beträgt 32,5 Jahre.

59% der Befragten sind weiblich und 41% männlich. Die aus dem Grund, niemand mit uneindeutigem biologischem Geschlecht diskriminieren zu wollen, zusätzlich verwendete Variable „intersexuell" wurde nicht angekreuzt. Mit 74,5% lebt der Großteil der TN in Deutschland. 18,2% leben in Österreich, 5,6% in der Schweiz und 1,5% in Belgien, den Niederlanden, Italien und den USA. Für die Analyse der Daten werden Deutschland und Österreich getrennt und die anderen Länder zusammengefaßt als „andere Länder" aufgeführt, da die jeweiligen Gruppen – selbst die Schweiz mit 20 Teilnehmenden – zu klein sind, um analysiert werden zu können.

Weitere soziodemographische Daten wie Familien- oder Bildungsstand, berufliche Tätigkeit usw. wurden nicht erhoben, da davon ausgegangen wird, daß diese keinen wesentlichen Einfluß auf die Vitamin-B_{12}-Zufuhr von VeganerInnen haben bzw. die Ermittlung eines solchen Zusammenhangs nicht Ziel der Untersuchung war.

4.2.2 Einordnung der TeilnehmerInnen in den Veganismus

Von den ursprünglich 366 Befragten kreuzten bei der Aussage „Ich lebe vegan" neun Personen „nein" an. Dies wurde als Ausschlußkriterium genommen, da diese Personen sich selbst nicht als VeganerInnen sehen. Die übrigen 357 TN wurden in die Untersuchung eingeschlossen, da sie sich selbst zu den VeganerInnen zählen, auch wenn längst nicht alle von ihnen vegan leben (s.u.). Der Grund hierfür ist, daß es sich hierbei um eine ernährungswissenschaftliche Studie handelt, weswegen in Bezug auf die Vitamin-B_{12}-Versorgung allein die Ernährung von Relevanz ist (vgl. 2.1.1). Auch wenn einige TN sich nicht einmal vollständig vegan ernähren, so ist doch ihre Ernährung „nahezu vegan". Wie unter 2.1.2 ausgeführt, liefert der sich auf „Ausnahmen" belaufende Konsum von Milchprodukten oder Eiern vermutlich nicht genügend Vitamin B_{12}, um ein Defizit zu verhindern. Menschen, die eine solche Lebensweise praktizieren, leben per Definition nicht vegan, sind jedoch aller Voraussicht nach mit Vitamin B_{12} unterversorgt. Bei der deutschen Vegan-Studie [29, 32] wurden ebenfalls vegetarische Personen, die sich nicht vegan ernähren, berücksichtigt: Sie bezogen maximal 5% ihrer Energiezufuhr aus Eiern oder Milchprodukten und wurden in Abgrenzung zu den „strict vegans", die keine „Tierprodukte" konsumierten, als „moderate vegans" bezeichnet, da ihre Nährstoffzufuhr vielmehr mit der der „strict vegans" zu vergleichen sei als mit der von Ovo-Lacto-Vege-tarierInnen. Im Sinne einer ernährungswissenschaftlichen Studie wurden keine über die Ernährung hinausgehenden Aspekte erfaßt. Da es sich jedoch beim Veganismus nun einmal um keine Ernährungslehre handelt (vgl. 2.1.1), möchte ich diesen nicht verstümmeln, indem ich ihn auf die Ernährungsebene reduziere.

Um zu ermitteln, inwieweit die Befragten vegan leben bzw. sich vegan ernähren, sollten diese angeben, welche „Tierprodukte" sie vermeiden bzw. konsumieren bzw. inwieweit sie sich an Tierausbeutung beteiligen. Obwohl alle letztendlich für die Umfrage Berücksichtigten angeben, vegan zu leben, konsumieren laut Angabe 13,2% Honig; 10,1% machen ab und zu „Ausnahmen" (wahrscheinlich bei milch- oder eihaltigen Produkten, z.b. unterwegs oder bei Besuchen); 45,7% essen gelegentlich etwas, wovon sie nicht die genauen Inhaltsstoffe kennen (z.b. Brötchen aus der Bäckerei); 7,6% kaufen Kleidung aus „Leder", „Wolle", „Seide" oder anderen tierlichen Stoffen, und 49,9% tragen solche nicht-vegane Kleidung, die sie bereits besitzen, auf; 18,2% benutzen nicht-vegane Gebrauchsgegenstände wie Rasierpinsel aus Haaren oder Bettwäsche mit Federn; 12,6% benutzen Kosmetika bzw. Reinigungsmittel, die tierliche Inhaltsstoffe enthalten oder deren Inhaltsstoffe als nicht tierversuchsfrei gelten; 4,2% besuchen Zoos oder Zirkusveranstaltungen mit nichtmenschlichen Tieren; 3,1% reiten; 1,7% geben an, „freegan"[25] zu leben und Produkte mit tierlichen Inhaltsstoffen zu essen, wenn sie diese im Müll finden. Lediglich 50,4% geben an, prinzipiell nichts zu verwenden oder zu tun, wofür nichtmenschliche Tiere benutzt werden, wobei die Zustimmung zu dieser Aussage einige nicht davon abhält, bei einem oder mehreren der obigen Punkte die Benutzung sogenannter Tierprodukte bzw. anderweitige Beteiligung an nicht-veganen Praktiken zu bekunden.

Demnach würden, wenn keiner der genannten Punkte – bis auf den letzten, die prinzipielle Nichtbenutzung – akzeptiert würde, nur 22,7% der Befragten vegan leben. Da jedoch davon ausgegangen werden muß, daß zahlreiche VeganerInnen in den ersten Jahren ihrer neuen Lebensweise noch alte nicht-vegane Kleidung auftragen bzw. Gebrauchsgegenstände benutzen, bis sie verschlissen sind und daß es gängige Praxis unter VeganerInnen ist, gelegentlich Lebensmittel zu verzehren, die z.B. nur auf Nachfrage im

---

[25] *Freegans* (gebildet aus *free* und *vegan*) wollen sich dem Konsum verweigern, indem sie „dem Ausbeutungsprozeß entkoppelte" Produkte containern (aus dem Müll des Lebensmittelhandels heraussuchen), um so wenig wie möglich an kapitalistischen Produktionsstrukturen zu partizipieren. Ursprünglich vom veganen Gedanken geleitet, konsumieren einige „Freegans" nicht-veganes Gebäck o.ä., das sie im Müll finden, da auch weggeworfene Milch oder Eier (der Konsum von „Freegans" beschränkt sich oft auf den vegetarischen Bereich) dem Kreislauf der Ausbeutung entzogen seien.

Geschäft als vegan ausgegeben werden (z.B. Brot/Brötchen ohne Zutatenliste oder Speisen bei Einladungen, die von den GastgeberInnen nach bestem Wissen mehr oder weniger vegan zubereitet werden), so leben zusätzliche 38,4% vegan, womit sich der Anteil der so definierten VeganerInnen insgesamt auf 61,1% der Befragten beläuft. „Ausnahmen" in Form gelegentlichen Milch- oder Eikonsums, der Neukauf von „Leder" oder „Wolle", die Verwendung nicht-veganer Pflegeartikel, der Besuch von Zoos oder Zirkusveranstaltungen, das Reiten sowie der Konsum nicht-veganer Produkte aus dem Müll sollen als eindeutig nicht vegan definiert werden, weshalb 38,9%, die mindestens eine dieser Praktiken verfolgen, als nicht vegan gelten müssen. Auf den Hintergrund des Bedürfnisses, sich dennoch als VeganerIn zu verstehen, kann hier nicht eingegangen werden.

Im Sinne einer ernährungswissenschaftlichen Arbeit soll geklärt werden, wie viele der TN sich überhaupt vegan ernähren: Eine Ernährung ohne Honig, ohne „Ausnahmen" sowie ohne „Tierprodukte" mit dem Label „freegan" praktizieren 78,2% der Befragten. Die restlichen 21,8% konsumieren Honig, machen „Ausnahmen" oder leben „freegan". Dabei muß nochmals betont werden, daß Honig zwar ein Ausschlußkriterium für vegane Ernährung ist, jedoch keine Vitamin-B_{12}-Quelle darstellt. Die Gruppe der sich nicht (konsequent) vegan Ernährenden bezieht also ggfs. gelegentlich Vitamin B_{12} aus Milch- oder Eiprodukten. Das Ausmaß dieses gelegentlichen Konsums wurde nicht ermittelt.

Drei TN (0,8%) geben an, seit Geburt vegan zu sein. Es sei angemerkt, daß lediglich eine dieser Personen (im Alter von zehn Jahren) vegan lebt; den Angaben der anderen beiden TN ist zu entnehmen, daß sich eineR von ihnen „vegan ernährt" und der/die andere „Ausnahmen" macht.
Die Dauer der veganen Lebensweise bewegt sich zwischen einem Monat und 27 Jahren und 7 Monaten. Die durchschnittliche Dauer beträgt 4 Jahre und 7 Monate. Nicht erfaßt sind dabei jene, die angeben, seit Geburt vegan zu sein, sowie diejenigen, die hierzu keine Angabe gemacht haben (2,5%).

4.2.3 Motivation für die vegane Lebensweise bzw. Ernährung

Wie in Kapitel 3 ausgeführt, könnte die Motivation für den Veganismus Auswirkungen auf die gesundheitliche Gestaltung der Ernährung und somit auf die Vitamin-B_{12}-Zufuhr haben. Daher ist die Ermittlung eines Zusammenhangs zwischen Motivation und den auf Vitamin B_{12} bezogenen Einstellungen und Handlungen interessant.

Bei der Ermittlung der Motivation wurde zwischen der Motivation, die die TN einst dazu bewegte, vegan zu werden und der, die sie heute motiviert, vegan zu bleiben, unterschieden. Die verschiedenen Motivationen wurden relativ detailliert abgefragt. Auch wenn die Motivationen „moralisch bzw. ethisch", „Anerkennung eines tierethischen Konzeptes", „Ablehnung von Tierquälerei, ‚Massentierhaltung' und Tiertransporten", „Tierliebe" und „Ablehnung des Herrschaftsverhältnisses über (nichtmenschliche) Tiere und der Tieraus- beutung" für Menschen, die sich nicht näher mit diesen Themen beschäftigt haben, ähnlich klingen mögen bzw. in die gleiche Kategorie zu gehören scheinen, so sind sie doch sehr verschieden, und viele Menschen, die auf eine der genannten Arten motiviert sind, können mit einer anderen Motivation nichts anfangen bzw. lehnen deren Inhalte sogar vehement ab. Dennoch werden für die spätere Darstellung von Zusammenhängen zwischen Motivation für den Veganismus und anderen Aspekten die genannten vier Motive zu einer Kategorie, die sich auf nichtmenschliche Tiere bezieht, zusammengefaßt – in Abgrenzung zur Motivation „Gesundheit" und „Übriges", worunter die restlichen Motivationen – „Annahme der sog. Tierproduktion als (Mit-)Auslöser für die Welthungerproblematik", „Ablehnung der schädlichen Auswirkungen von Tierhaltung auf die Mitwelt", „Religiöse/spirituelle Gründe", „Natürlichkeit", „Sonstige Gründe" – subsumiert werden.

Die Verteilung der Motivationen (Mehrfachantworten waren möglich) stellt sich wie folgt dar[26] (Diagramm 1 auf der nächsten Seite):

---

[26] Eine exaktere Darstellung der prozentualen Verteilung zu sämtlichen im Folgenden aufgeführten Diagrammen findet sich unter Anhang 2 (ab S. 149).

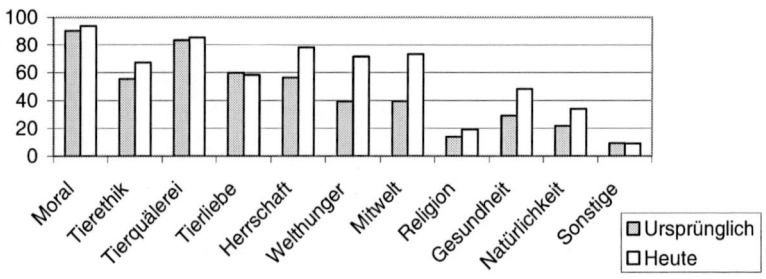

Diagramm 1: Motivation für den Veganismus in %

Deutlich heben sich die moralische Motivation sowie die „Ablehnung von Tierquälerei, ‚Massentierhaltung' und Tiertransporten" hervor. Die Bedeutung letzterer Motivation ist erstaunlich, da zur Vermeidung dieser beispielhaft genannten Punkte (gemäß z.B. des allgemeinen Verständnisses von Tierquälerei) nicht unbedingt Veganismus erforderlich wäre. Ob tatsächlich so oft wie angegeben ein tierethisches Konzept – gemeint sind hier die tierethischen Theorien einiger PhilosophInnen – anerkannt wird, ist fraglich. Sonstige Gründe, die angegeben werden, sind z.b. Geschmack, Ästhetik oder Beeinflussung durch das Umfeld.

Bemerkenswerte 29,1% der Befragten wurden u.a. aus gesundheitlichen Gründen zum Veganismus motiviert, und 48,2% leben (bzw. ernähren sich) heute mitunter deswegen vegan. Es ist jedoch davon auszugehen, daß die Gesundheit kein Hauptmotiv darstellt(e), sondern höchstens eine Nebenrolle spielt. Wie die meisten Motivationen hat die gesundheitliche bei vielen TN mit der Praktizierung des Veganismus an Bedeutung gewonnen, was dafür spricht, daß sie für die meisten eher kein ausschlaggebendes Argument ist, sondern sie vielmehr mit der Zeit gesundheitliche Vorteile veganer Ernährung für sich entdeckten. Die geringe Bedeutung der Gesundheit wird besonders deutlich, wenn die TN genötigt sind, sich auf eine Hauptmotivation für den Veganismus festzulegen:

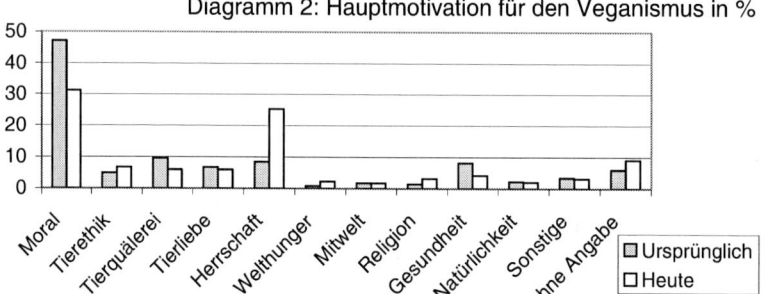

Diagramm 2: Hauptmotivation für den Veganismus in %

Jedoch macht die gesundheitliche Motivation mit 8,1% (ursprünglich) und 4,2% (heute) den größten Posten der Hauptmotivationen nach denen, die sich auf nichtmenschliche Tiere beziehen (1.-4. Motivation), aus, liegt jedoch hinter diesen – insbesondere der moralischen Motivation – weit zurück.

Auffällig ist, daß von den TN, deren Hauptmotivation sich auf nichtmenschliche Tiere bezieht, gemäß der unter 4.2.2 weiter gefaßten Einordnung in den Veganismus 64,4% (ursprüngliche Motivation) bzw. 67,2% (heutige Motivation) vegan leben, während von den gesundheitlich Motivierten 41,3% (ursprüngliche Motivation) bzw. 20,0% (heutige Motivation) vegan leben. Personen, die gemäß einer strengen Definition vegan leben (22,7% der TN, vgl. 4.2.2), gibt es unter den gesundheitlich Motivierten gar nicht.

4.2.4 Zum Informationsstand der Befragten bzgl. der Vitamin-B_{12}-Zufuhr

Um das Wissen der TN über die Möglichkeiten und Grenzen der Vitamin-B_{12}-Versorgung bei veganer Ernährung zu überprüfen, wurde den TN die Möglichkeit gegeben, verschiedenen Aussagen zum Thema zuzustimmen. Dieses Vorgehen gibt Aufschluß über die Verbreitung einiger Mythen und Halbwahrheiten über das Vorkommen von und die Versorgung mit Vitamin B_{12}:

8,7% der TN sind der Meinung, daß Vitamin B_{12} in pflanzlichen Lebensmitteln in ausreichender Menge vorhanden sei, weswegen diesem Vitamin bei veganer Ernährung keine besondere Bedeutung zukomme. Es ist bemerkenswert, daß von denjenigen, deren heutige Hauptmotivation sich – zusammengefaßt – auf „Tiere" bezieht (vgl. 4.2.3), nur 6,4% diese Ansicht vertreten, während sie von 26,7% derjenigen, welche als Hauptmotivation „Gesundheit" angeben, vertreten wird. Von den anderweitig Motivierten sind es zusammengefaßt 12,0%.

Daß Vitamin B_{12} in speziellen Lebensmitteln wie Algen, milchsauer vergorenem Gemüse, Hefeprodukten, Sprossen und Keimlingen, Sanddorn, Lopino, Tempeh, bestimmten Kräutern oder anderen Nahrungsmitteln enthalten sei, glauben 42,0% der TN. Auch dieser Meinung sind bedeutend mehr hauptsächlich gesundheitlich Motivierte (93,3%) als solche, deren Hauptmotivation sich auf „Tiere" bezieht (37,4%) oder die anderweitig motiviert sind (56,0%).

Mit einer Aufnahme des Vitamins über ungewaschenes (Bio-)Gemüse rechnen 42,6% der TN.

26,1% denken, Vitamin B_{12} könne aus dem menschlichen Darm aufgenommen werden; hiermit war selbst synthetisiertes (und nicht exogenes) gemeint, was im Fragebogen evtl. undeutlich formuliert war, dennoch kann davon ausgegangen werden, daß dies von den der Aussage Zustimmenden so aufgefaßt wurde.

An eine besonders gute Aufnahme von Vitamin B_{12} bei reiner Rohkosternährung glauben 7,3% der TN.

28,6% gehen davon aus, daß Vitamin B_{12} vom Körper so lange gespeichert wird, daß eine Zufuhr erst nach jahrelanger veganer Ernährung notwendig wird.

Daß Vitamin B_{12} aufgrund der geringen Menge, in der es benötigt wird, ein vernachlässigbares Vitamin sei, denken immerhin nur 2,2% der Befragten.

10,6% stimmen der Aussage zu, Vitamin B_{12} werde bei veganer Ernährung in geringeren Mengen benötigt als bei nicht veganer Ernährung.

Mit 33,6% ist die Annahme, daß Vitamin-B_{12}-Mangel bei nicht vegan lebenden Menschen mindestens genauso häufig wie bei vegan lebenden anzutreffen sei, unter den Befragten relativ weit verbreitet. Es ist davon auszugehen, daß dies tendenziell eher prozentual als absolut gemeint ist.

Für 12,0% der TN ist die Tatsache, daß es Menschen gibt oder daß sie Menschen kennen, die schon sehr lange ohne Supplementierung vegan leben, ohne einen Vitamin-B_{12}-Mangel zu haben, Beweis dafür, daß angereicherte Nahrungsmittel oder Nahrungsergänzungsmittel bei veganer Ernährung nicht nötig seien. Diese Annahme scheint mit ansteigender Dauer der veganen Lebensweise zunehmend vertreten zu werden: Von denjenigen, die weniger als ein Jahr vegan leben, stimmen der Aussage 5,0%, von denen, die ein bis vier Jahre vegan leben, 9,0%, von denen, die vier bis zehn Jahre vegan leben, 13,3% und von denen, die länger als 10 Jahre vegan leben, 24,5% zu. Möglicherweise wird eine eigene langjährige vegane Ernährung ohne (bemerkten) Vitamin-B_{12}-Mangel als Bestätigung für die Unnötigkeit der Supplementierung gesehen. Die gesundheitlich Motivierten gehen mit 33,3% häufiger als in Bezug auf „Tiere" (10,2%) oder „Übriges" (16,0%) Motivierte mit der Aussage, langjährige VeganerInnen, die keine Supplementierung betreiben, seien ein Beweis für die Unnötigkeit derselben, konform.

Die provokant gestellte Frage „Da Rinder und andere herbivore Tierarten ebenso wie Menschen ‚Pflanzenfresser' sind und kein Vitamin B_{12} benötigen, warum sollten Menschen es sich dann zuführen?" scheinen sich 6,2% der Befragten – und 13,3% derjenigen, deren Hauptmotivation Gesundheit ist – tatsächlich zu stellen. Hierzu sei angemerkt, daß ähnlich absurde Fragen unter sich vegan Ernährenden – mit Abwandlung der Rinder zu Affen oder anderen Tierarten – kursieren. So lautete die Begründung einer sich vegan ernährenden religiösen Gemeinschaft, deren Kinder u.a. von Vitamin-B_{12}-Mangel gezeichnet waren, Vitaminpräparate zu verweigern:

> Wenn der Organismus der Kuh sich durch das ausschließliche Essen von pflanzlicher Nahrung am Leben erhält, warum sollte der menschliche Organismus künstliche Vitamine, tierliche Nahrung oder Medikamente benötigen[27] [110]?

9,5% der TN geben an, sich mit dem Thema Vitamin B_{12} noch nicht oder kaum beschäftigt zu haben. Weiteren 17,1% fehlt aufgrund widersprüchlicher

---

[27] Original: „If the organism of the cow subsists by eating plant foods only, why should the human organism need artificial vitamins, animal foods, and drugs?"

Meinungen bei diesem Thema der Durchblick. Lediglich eineR der Befragten (0,3%) hat hierzu keine Meinung bzw. die Thematik ist ihm/ihr egal. Angaben unter dem Punkt „Sonstiges" haben z.b. zum Inhalt, Vitamin-B_{12}-Mangel betreffe die industrialisierte Gesellschaft bzw. sei ein individuelles Problem, das mit veganer Ernährung nichts zu tun habe. Manche TN merken jedoch auch an, selbst bereits einen Vitamin-B_{12}-Mangel gehabt zu haben oder VeganerInnen mit einem Mangel zu kennen.

Trotz der teilweise erschreckenden Ergebnisse dieser Abfrage – auf eine umfassende Kommentierung oder Bewertung der einzelnen Aussagen wird mit Verweis auf Kapitel 3 verzichtet – wird die Meinung, Vitamin B_{12} sei in veganer Nahrung nicht oder nicht ausreichend vorhanden und sollte daher durch angereicherte Nahrungsmittel oder Supplemente zugeführt werden, von 59,1% der TN vertreten. Abgesehen davon, daß dies ca. 40% der TN außen vor läßt, die offenbar glauben, sich genügend Vitamin B_{12} auf andere Weise zuführen zu können, hängen auch die fast 60%, die eine Supplementierung befürworten, teilweise Auffassungen an, nach denen die Anreicherung veganer Ernährung um Vitamin B_{12} nicht zwingend notwendig ist.

Während die Faktoren Alter, Geschlecht oder Dauer der veganen Lebensweise insgesamt eher wenig Einfluß auf den Informationsstand bzgl. der Vitamin-B_{12}-Zufuhr bei veganer Ernährung zu haben scheinen, ist insbesondere bei der Position, Vitamin B_{12} sei in veganer Ernährung nicht oder nicht ausreichend vorhanden und solle supplementiert werden, ein Unterschied zwischen den einzelnen Ländern, aus denen die Befragten stammen, zu dokumentieren: In Deutschland stimmen jener Aussage 55,7% und in Österreich 75,0% zu; in anderen Ländern sind es 57,7%. Diese Differenz zu Österreich ist meiner Ansicht nach dadurch zu erklären, daß die *Vegane Gesellschaft Österreich* relativ gute Informationen zum Thema Vitamin B_{12} sowohl auf ihrer Internetpräsenz als auch in ihrem Printmagazin anbietet. Beispielsweise werden in einer Praxisanleitung der *VGÖ* sowohl konkrete Nahrungsergänzungsmittel als auch angereicherte Lebensmittel empfohlen [117]. In Deutschland und vielen anderen Ländern gibt es keine Vegane Gesellschaft, und hiesige mit dem Veganismus verbundene

Organisationen thematisieren die Vitamin-B_{12}-Versorgung entweder nicht oder tragen eher zur Verharmlosung der Problematik als zur Aufklärung bei. Auch hinsichtlich der Motivation ist ein Unterschied in der Bewertung der Notwendigkeit der Supplementierung zu finden: Von den in Bezug auf „Tiere" Motivierten (heutige Hauptmotivation) denken 63,4%, Vitamin B_{12} sei in veganer Nahrung nicht ausreichend vorhanden und solle supplementiert werden, von den gesundheitlich Motivierten stimmen dem nur 20,0% und von den aus übrigen Gründen Motivierten 64,0% zu. Die TN, deren Hauptmotivation für die vegane Ernährung Gesundheit ist, wollen scheinbar weniger zugeben, daß ihre Ernährung nicht „perfekt" ist und der Supplementierung bedarf.

Abhängig davon, wie gut VeganerInnen über die Problematik der Vitamin-B_{12}-Versorgung Bescheid wissen und wie sie diese Thematik einschätzen – eher als unwichtig oder aber als bedeutend für die vegane Ernährung –, begrüßen sie die Diskussion um Vitamin B_{12} bei veganer Ernährung, oder sie stehen ihr aus verschiedenen Gründen ablehnend gegenüber.

Von den Befragten halten 12,6% die Diskussion um Vitamin B_{12} für übertrieben bzw. unnötig; 8,4% halten sie sogar für schädlich für den Veganismus. Eine Mehrheit von 67,8% findet die Diskussion wichtig, um die vegane Ernährung auch als gesunde und sichere Ernährung zu stärken. Dies mag erstaunen, erklärt sich jedoch evtl. angesichts des Interesses, das die TN allein schon durch ihre Beteiligung an der Befragung für das Thema aufbringen. Für notwendig halten die Diskussion 40,6% der TN. 14,0% meinen, die Diskussion sei notwendig, solle aber nur intern geführt und nicht nach außen getragen werden, um keinen abschreckenden Effekt zu erzielen. Einer Minderheit von 2,2% ist dieser Punkt egal bzw. sie haben keine Meinung dazu.

Interessant sind die zu diesem Aspekt gemachten Anmerkungen mancher TN, die in erster Linie Bedenken bzgl. der durch die Vitamin-B_{12}-Diskussion erzielten Außenwirkung zum Ausdruck bringen. So schreibt einE TN: „Wichtig, dass man gegenüber Nicht-Veganern delikat damit umgeht, damit keine Vorurteile/Ängste geschürt werden." Auch andere TN halten die Diskussion für „kritisch in der Kommunikation nach außen" oder vermuten „bei dieser Diskussion verliert der Veganismus so oder so". Einer Art

Verschwörungstheorie hängen TN an, die glauben, die Vitamin-B_{12}-Diskussion sei „u.a. v. Fleisch-Lobbyisten gesteuert" oder „Panikmache der Fleischmonopole".

4.2.5 Angaben zur eigenen Versorgung mit Vitamin B_{12}

Die Ansichten über den Vitamin-B_{12}-Gehalt von Nahrungsmitteln bzw. über Möglichkeiten der Vitamin-B_{12}-Zufuhr und ihre tatsächliche Praktizierung müssen nicht miteinander übereinstimmen. Die Thematisierung der Vitamin-B_{12}-Problematik bei veganer Ernährung als wichtig einzustufen muß nicht damit einhergehen, bei sich selbst auch für eine ausreichende Zufuhr zu sorgen. Wie also setzen Menschen, die sich dem Veganismus zuordnen, konkret das Thema Vitamin B_{12} in die Praxis um? Gefragt wurde nach der Versorgung mit Vitamin B_{12} durch bestimmte Praktiken, nicht nach Handlungen, in denen die TN keinen Zusammenhang zur Vitamin-B_{12}-Versorgung sehen (z.B. der Konsum bestimmter Lebensmittel aus geschmacklichen Gründen, ohne sie für eine Vitamin-B_{12}-Quelle zu halten).

5,9% der Befragten geben an, eine Form der Rohkosternährung zu praktizieren, bei der sie sich keine Gedanken um ihre Vitamin-B_{12}-Versorgung machen müßten. Der Verdacht liegt nahe, daß solche Haltungen z.T. aus dem Kreis derjenigen, die eine sich an der sogenannten Urkost (vgl. 3.4.2) orientierende Ernährung praktizieren, stammen, da ich – mit der Absicht, auch Menschen aus diesem Bereich für die Umfrage zu gewinnen – u.a. in einem Urkost-Forum im Internet zur Studienteilnahme aufgerufen hatte und in einigen Fragebögen getätigte Anmerkungen darauf hinweisen wie z.B. „Der Urmensch konnte nur vegan leben" – „Bei Urkost mit vielen Wildkräutern gibt es keine Probleme!" – „Wir wären eine Fehlkonstruktion, wenn wir tierische Produkte für die B_{12} Versorgung brauchen würden. Wir sind, waren und bleiben Früchteesser."

Spirulina wird von 10,6% der Befragten als Vitamin-B_{12}-Quelle eingesetzt. Weitere 7,6% konsumieren zu diesem Zweck Nori. Andere Algen – namentlich genannt werden von den Befragten z.B. Chlorella und Wakame – führen sich 3,6% zu.

3,4% essen Sanddornprodukte; beispielhaft werden an dieser Stelle Lebensmittel wie Sanddornmarmelade oder -säfte bzw. frische Sanddornbeeren aufgeführt. Ein spezielles Sanddornpräparat wie das unter 3.1.2 behandelte wird nicht genannt.

Sauerkraut, Hefeprodukte, Sprossen bzw. Keimlinge, Lopino und eine Vielzahl weiterer Lebensmittel (beispielsweise wurden hier verschiedene milchsauer vergorene Lebensmittel, Miso, Tempeh, Hülsenfrüchte, Nüsse oder auch Gemüse wie Broccoli und Fenchel genannt) werden von insgesamt 31,4% der Befragten als vermeintliche Vitamin-B_{12}-Quellen verzehrt. Dabei dominieren Hefeprodukte, welche von 12,9% der TN wegen ihres angeblichen Vitamin-B_{12}-Gehaltes konsumiert werden, Sauerkraut (11,5%), Sprossen/Keimlinge (9,2%) und Lopino (4,2%).

26,9% gehen von einer Vitamin-B_{12}-Zufuhr durch ihren Konsum von ungewaschenem (Bio-)Gemüse aus.

Durch „normale vegane Ernährung" – dies war nicht näher definiert – genügend Vitamin B_{12} aufzunehmen (beabsichtigt war die Suggestion, daß keine Supplementierung nötig sei), glauben 19,9% der TN.

Auf der Basis des 3. Kapitels können die bisher dargelegten Versuche der TN, sich mit Vitamin B_{12} zu versorgen, als nicht adäquat beurteilt werden. Daher soll nun aufgezeigt werden, inwieweit sich die an der Umfrage Beteiligten tatsächliche Vitamin-B_{12}-Quellen zuführen:

Angereicherte Lebensmittel wie Sojadrinks oder Cornflakes beziehen mehr als die Hälfte (51,3%) der TN in ihre Ernährung ein. In Diagramm 3 (auf der kommenden Seite) ist die Häufigkeit dieses Konsums – die angesichts des oftmals niedrigen Gehalts der Produkte für die Beurteilung einer ausreichenden Zufuhr bedeutend ist –, dargestellt.

Die meisten VeganerInnen, die angereicherte Lebensmittel verzehren, tun dies einmal täglich oder zwei- bis dreimal wöchentlich. Je nach Vitamin-B_{12}-Gehalt des Produkts ist eine einmal tägliche Aufnahme unzureichend, v.a. da die Einschätzung der Häufigkeit des Konsums einer durchschnittlichen Portion abgefragt wurde, es wird also vermutlich nicht beispielsweise ein Liter Sojadrink auf einmal getrunken. Ein nicht täglicher Konsum ist, wenn angereicherte Lebensmittel die einzige Vitamin-B_{12}-Quelle darstellen, ohnehin unzureichend, und wenn die Zufuhr nur ein- bis zweimal monatlich oder noch seltener erfolgt, hat sie kaum noch Bedeutung.

Diagramm 3: Häufigkeit der Zufuhr angereicherter Lebensmittel in %

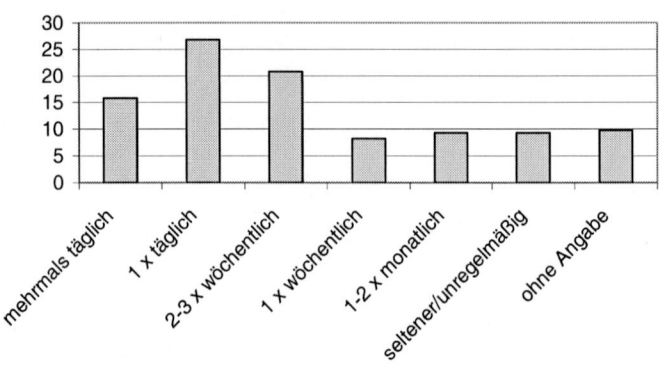

Ein mehrmals täglicher Konsum angereicherter Produkte könnte bei sinnvoller Auswahl der Lebensmittel schon eher der Bedarfsdeckung dienen, daher ist die Art der ausgewählten Produkte entscheidend.

Diagramm 4: Eingesetzte angereicherte Lebensmittel in %

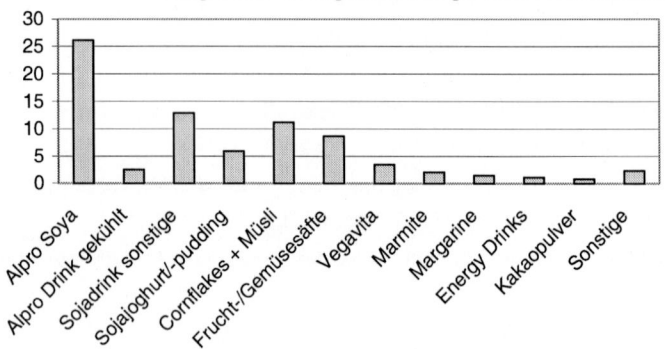

Viele TN kombinieren verschiedene angereicherte Lebensmittel miteinander. Die am häufigsten angegebenen Produkte – konsumiert von 26,1% der TN – sind solche der Firma *Alpro Soya* mit 0,15 µg/100 g. Mit diesen ist selbst durch einen mehrmals täglichen Konsum kaum eine Bedarfsdeckung zu erreichen (vgl. 3.3.1). Den gekühlten Sojadrink selbiger Firma mit 0,5 µg/100 g trinken nur 2,5% der Befragten.

Sojadrinks, Sojajoghurts und -puddings anderer Marken enthalten üblicherweise ebenfalls 0,15 µg Vitamin B_{12}/100 g.

Weitere größere Posten sind angereicherte Cornflakes oder Müslis sowie Frucht- oder Gemüsesäfte (wobei namentlich am häufigsten *Hohes C* – von 1,4% der TN – genannt wird).

Die von 1,4% der TN genannte Vitamin-B_{12}-haltige Margarine (*Becel*) enthält aus Lanolin synthetisiertes Vitamin D_3 und entspricht daher nicht veganen Kriterien.

Es erscheint schwierig, mit den von den TN angegebenen Produkten den Tagesbedarf an Vitamin B_{12} zu decken, v.a. wenn diese nur selten verzehrt werden. Eine exakte Berechnung der Höhe der Vitamin-B_{12}-Zufuhr über diese Nahrungsmittel wäre jedoch nur durch detaillierte Verzehrsprotokolle möglich. Produkte mit höherem Vitamin-B_{12}-Gehalt wie *Marmite*, Energydrinks oder *Alpro Soya Drink gekühlt* werden nur von wenigen TN konsumiert.

Eine weitere Möglichkeit der Vitamin-B_{12}-Zufuhr, die Einnahme von Tabletten bzw. Pulver, praktizieren 42,0% der TN. Erfragt wurde nur die Einnahme von Tabletten, doch 1,1% der TN trugen an dieser Stelle Pulver ein.

Am häufigsten werden diese Supplemente einmal täglich (von 15,1% der TN bzw. 40% derjenigen, die jene Supplemente nehmen) und zwei- bis dreimal pro Woche (10,1% bzw. 26,7%) eingenommen, jedoch ist hier die Häufigkeit der Einnahme anders als bei angereicherten Lebensmitteln, die fast allesamt zu niedrig für die Bedarfsdeckung dosiert sind, für sich allein nicht aussagekräftig, sondern hängt stark von der Dosierung des jeweiligen Supplements ab. So soll es laut Empfehlungen genügen, eine Dosis von 2000 µg nur einmal pro Woche einzunehmen (vgl. 5.2).

Insgesamt werden von den Beteiligten 37 verschiedene Tablettensorten mit unterschiedlichster Dosierung und eine Sorte Vitamin-B_{12}-Pulver (*Higher Nature*) genannt. Manche TN kombinieren verschiedene Tabletten miteinander oder nehmen nicht immer die gleiche Sorte. Die Dosierung einzelner Tabletten erstreckt sich von 1 µg bis 1000 µg.

Mit weitem Abstand zu allen anderen Tabletten werden am häufigsten *Veg 1* der *Vegan Society* (von 13,7% der TN bzw. 35,8% derjenigen, die Tabletten nehmen) eingenommen. Dieses Präparat hat, obwohl es erst 2005 entwickelt wurde, also selbst im deutschsprachigen Raum – zum Zeitpunkt der Untersuchung vermutlich über den Vertrieb durch die *Vegane Gesellschaft Österreich* – rasch eine gute Verbreitung gefunden. Es ist davon auszugehen, daß *Veg 1*, seitdem es auch von mehreren veganen Versandhandelsgeschäften in Deutschland ins Sortiment genommen wurde, zunehmend von VeganerInnen hierzulande konsumiert wird. Grund für die gute Akzeptanz könnte sein, daß es explizit vegan ist und von VeganerInnen für VeganerInnen konzipiert wurde. Möglicherweise besteht auch der Wunsch nach einem veganen Multivitamin, welches u.a. Vitamin D_2 statt dem zumeist nicht veganen D_3 enthält.

Des weiteren werden Tabletten wie *Solgar* (1000 sowie 100 µg) von 3,7% der TN, *Dr. Ritter* von 2,5% der TN oder *Holland & Barrett* (1000, 500 sowie 25 µg) von 1,4% der TN eingenommen. Die Palette der übrigen Tabletten umfaßt Präparate aus England und den USA sowie potentiell vegane Tabletten aus deutschen Drogerien. Neben lactosehaltigen und daher nicht-veganen Vitamin-B_{12}-Tabletten (*Ratiopharm*, genannt von 1,7% der TN) sind auch aus dem Rahmen fallende Präparate wie z.B. *Doloneurobion*, ein Schmerzmittel mit Vitamin B_{12}, vertreten.

Auch im Fall der Supplementierung mittels Tabletten bzw. Pulver wären genaue Beurteilungen hinsichtlich einer ausreichenden Vitamin-B_{12}-Zufuhr nur durch Protokolle, die die Häufigkeit der Einnahme in Verbindung mit der Dosierung beschreiben, möglich. Prinzipiell sind m.E. alle genannten Präparate für eine adäquate Versorgung mit Vitamin B_{12} geeignet, falls sie in einer der Dosierung entsprechenden Häufigkeit und Regelmäßigkeit eingenommen werden.

Vitamin-B_{12}-Tropfen wenden 7,6% der Befragten an, wobei hier die Trinkampullen von *Vitasprint*, die 3,6% der Befragten nehmen, mit eingeschlossen sind. Es werden Tropfen drei verschiedener HerstellerInnen verwendet, die die gleiche Dosierung aufweisen. Mit der (je nach zugeführter

Menge) mehrmaligen oder auch einmal täglichen Einnahme von Tropfen kann die ausreichende Vitamin-B$_{12}$-Zufuhr gesichert werden, jedoch nehmen viele BenutzerInnen von Tropfen diese nicht häufig genug:

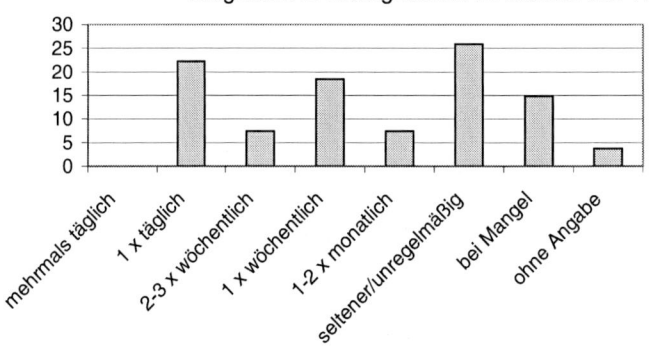

Diagramm 5: Häufigkeit der Einnahme von Tropfen in %

Die bei dieser Art von Supplement mögliche und ideale mehrmals tägliche Aufnahme wird nicht praktiziert, während die meisten TN seltener (als monatlich)/unregelmäßig bzw. nur bei auftretenden Mangelerscheinungen Tropfen nehmen. Insbesondere in letzterem Fall wäre die Einnahme eines niedrig dosierten Präparats nicht sinnvoll, wobei keine Supplementierung darin bestehen sollte, das Ergänzungsmittel lediglich im Fall eines Mangels und nicht regelmäßig einzunehmen. Durch einen Mangelzustand mögliche Schäden können mit dieser Praxis nicht vermieden werden, besonders nicht beim Vitamin-B$_{12}$-Mangel, der sich wahrscheinlich erst bei vorliegenden Schädigungen durch Symptome bemerkbar macht.

Ein Störfaktor bei der Bewertung der Effektivität der von den TN praktizierten Einnahme von Tropfen stellt die von einigen an dieser Stelle vorgenommene Eintragung der „Aufbau-Kur" Vitasprint mit einer wesentlich höheren Dosierung als die der Tropfen dar. Hier würde evtl. eine zwei- bis dreimal wöchentliche Aufnahme genügen, eine seltenere bzw. nur bei Mangelerscheinungen erfolgende Einnahme ist auch bei diesem Produkt als ungenügend zu bewerten.

Die Möglichkeit der Bedarfsdeckung über Vitamin-B_{12}-Tropfen ist also durchaus gegeben, wird aber anscheinend oftmals nicht hinreichend genutzt. 5,6% der TN führen sich Vitamin B_{12} über Spritzen zu. Genannt werden acht verschiedene Injektionslösungen. Zwar gibt es auch TN, die sich zwei- bis dreimal wöchentlich oder ein- bis zweimal monatlich spritzen (lassen), jedoch nutzt exakt die Hälfte der AnwenderInnen dieser parenteralen Methode Spritzen bei auftretenden Mangelerscheinungen. Wahrscheinlich versprechen diese sich so eine bequeme, weil seltene, Auffüllung ihres Vitamin-B_{12}-Speichers, ohne sich um eine regelmäßige Zufuhr des Vitamins kümmern zu müssen. Die Annahme, daß Spritzen effektiver seien als die orale Aufnahme, ist weit verbreitet. Wie unter 3.3.2 ausgeführt, bieten Spritzen jedoch keinerlei Vorteile – im Gegenteil machen sie entweder medizinische Hilfe oder die Beherrschung von Injektionen notwendig und führen unter Umständen zu einer mangelhaften Vitamin-B_{12}-Zufuhr, da durch sie nicht mehr Vitamin B_{12} aufgenommen bzw. gespeichert werden kann als durch orale Aufnahme (vgl. 3.3.2), die Zufuhr jedoch i.d.R. seltener erfolgt.

Ob bei oraler oder parenteraler Zufuhr ist die ausschließlich bei Mangelerscheinungen erfolgende oder auch die seltene (z.B. einmal monatliche oder noch seltenere) Vitamin-B_{12}-Zufuhr als suboptimal zu bewerten, da sie nicht geeignet ist, um ein Defizit präventiv und nachhaltig zu verhindern, geschweige denn einen guten Vitamin-B_{12}-Status aufrechtzuerhalten.

Abgesehen vom Versuch der Vitamin-B_{12}-Zufuhr über verschiedene Praktiken wie Rohkosternährung, den Konsum verschiedener Algen bzw. Pflanzen oder aber die Einnahme von angereicherten Lebensmitteln bzw. Nahrungsergänzungsmitteln geben 10,1% der Befragten an, noch nicht lange vegan zu leben und zu denken, daß sie noch genügend Vitamin B_{12} im Körper gespeichert hätten.

14,8% denken darüber nach, sich „irgendwann mehr" um ihre Vitamin-B_{12}-Zufuhr zu kümmern, haben es bislang aber noch nicht getan.

17,1% geben an, sich um ihre Versorgung mit Vitamin B_{12} zu kümmern, falls sie Mangelerscheinungen bekommen sollten.

(Noch) keine Gedanken um ihre Vitamin-B_{12}-Versorgung machen sich 9,2% der TN.

Nicht nur an der Zustimmung zu diesen Aussagen, sondern auch an manchen zusätzlichen Anmerkungen zum Punkt der eigenen Versorgung mit

Vitamin B_{12} ist zu erkennen, daß einige TN die Problematik weit von sich wegschieben: „Abwechslungsreiche vegane Vollwert-Ernährung versorgt mich ausreichend → Gefahr besteht ev. bei sog. ‚Pudding-Veganern' od. ‚Pudding-Vegetariern'". Andere versuchen, durch Blutanalysen ihren Vitamin-B_{12}-Status zu kontrollieren, anstatt sich um eine (bessere) Zufuhr des Vitamins zu bemühen: „will mit Hilfe von Blutanalysen (ca. 1-2 Jahre) Überblick behalten (letzter Test: im unteren Normalbereich)" – „2-jähriges Blutbild zeigt mir die Situation, lasse niedrigere Werte als Standard bei mir zu."

Zusammenfassend läßt sich zur Vitamin-B_{12}-Zufuhr der in dieser Untersuchung Befragten festhalten, daß 24,9% sich Vitamin B_{12} ausschließlich über angereicherte Lebensmittel (LM) zuführen. 25,8% beziehen das Vitamin nur aus Nahrungsergänzungsmitteln (NEM), also Tabletten, Pulver, Tropfen oder Spritzen, und 26,3% konsumieren sowohl angereicherte Lebensmittel als auch Supplemente. 23,0% verlassen sich auf den Konsum von Lebensmitteln, von denen die annehmen, daß diese „natürlicherweise" Vitamin B_{12} enthalten, auf spezielle Ernährungsformen, ihre Körperspeicher oder ignorieren das Thema und führen sich folglich kein Vitamin B_{12} zu:

Diagramm 6: Vitamin-B_{12}-Zufuhr in %

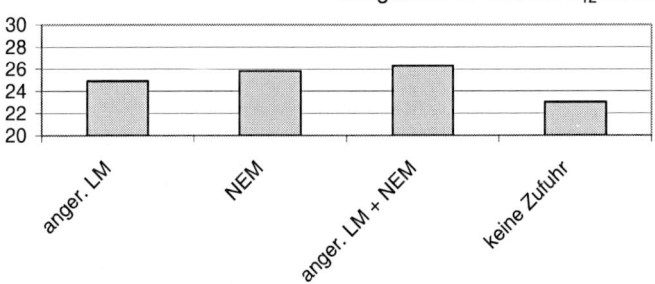

Keine Vitamin-B_{12}-Zufuhr erfolgt mit 55,6% am häufigsten bei den über 50jährigen TN, was besonders kritisch zu bewerten ist, da ältere Menschen aufgrund von Absorptionsstörungen übermäßig oft von Vitamin-B_{12}-Mangel betroffen sind [16, 22, 80].

Bei TN aus Österreich erfolgt mit 10,9% seltener als in Deutschland (25,4%) oder anderen Ländern (26,9%) keine Vitamin-B_{12}-Zufuhr über Supplementierung. Von den in Österreich lebenden TN praktizieren 45,3% die als positiv zu bewertende Vitamin-B_{12}-Aufnahme sowohl über angereicherte Lebensmittel als auch über Nahrungsergänzungsmittel (im Vergleich zu 22,7% in Deutschland und 15,4% in anderen Ländern).

Von den Befragten, die angeben, zu 100% bzw. 90% Rohkost zu praktizieren, vermeiden 81,0% jegliche Form der Supplementierung, was von den Nicht-RohköstlerInnen nur 19,2% tun.

Die Zufuhr von Vitamin B_{12} ausschließlich über angereicherte Lebensmittel muß angesichts ihrer niedrigen Dosierung als äußerst kritisch beurteilt werden. Nahrungsergänzungsmittel werden von 52,1% der TN eingenommen, jedoch nicht immer in erforderlicher Regelmäßigkeit bzw. Dosierung. 2,5% der TN führen sich Supplemente sogar nur bei auftretenden Mangelerscheinungen zu, was definitiv nicht Zweck einer Supplementierung sein sollte. Diese sollte die kontinuierliche Zufuhr sichern und nicht lediglich der „Reparatur" bzw. Begrenzung von Schäden dienen.

Wie würden VeganerInnen handeln, wenn sie Symptome eines Vitamin-B_{12}-Mangels bei sich feststellen würden oder wenn ein solcher bei ihnen diagnostiziert würde? Es erscheint logisch, daß viele in einem solchen Fall ihr bisheriges Verhalten in Bezug auf Vitamin B_{12} ändern und entsprechende Maßnahmen ergreifen würden. Um dies herauszufinden, wurden den TN verschiedene Handlungsmöglichkeiten angeboten.

33,1% der TN würden den Anteil an Algen, Sauerkraut, Hefeprodukten, Sprossen, bestimmten Kräutern oder anderen Lebensmitteln (die sie als Vitamin-B_{12}-Quelle ansehen) in ihrer Ernährung erhöhen.

Mit der Einnahme von Spirulina, Sanddornpräparaten o.ä. pflanzlichen Mitteln würden 17,4% beginnen bzw. ihre Einnahme solcher Präparate erhöhen.

16,0% würden vermehrt ungewaschenes (Bio-)Gemüse essen.

4,2% der Befragten geben an, in einem solchen Fall auf reine Rohkosternährung umsteigen zu wollen.

16,2% würden damit beginnen, mit Vitamin B_{12} angereicherte Nahrungsmittel zu konsumieren und 30,8% den Konsum angereicherter Nahrungsmittel steigern.

Mit der Einnahme von Nahrungsergänzungsmitteln würden 23,0% beginnen; 23,2% würden die Art bzw. Häufigkeit ihrer bisherigen Einnahme von Nahrungsergänzungsmitteln ändern. 18,2% würden Nahrungsergänzungsmittel zunächst in hoher Dosierung einnehmen und danach evtl. auf eine normale Dosierung wechseln. Eine einmalige Vitamin-B_{12}-Spritze zur Depotauffüllung ohne Ergreifung weiterer Maßnahmen würden sich 3,6% verabreichen (lassen). 11,8% würden sich einmalig Vitamin B_{12} spritzen (lassen) und dann mit der Integration angereicherter Lebensmittel oder von Nahrungsergänzungsmitteln in ihre Ernährung beginnen. Weitere 7,3% würden sich regelmäßig spritzen (lassen).

3,9% geben an, daß sie im Fall eines Mangels nichts an ihrer Ernährung verändern würden.

Nur eine einzige Person gibt an, in einer solchen Situation damit aufzuhören vegan zu leben (also z.b. Milch oder Eier in ihre Ernährung einzubeziehen).

34,7% sind sich (relativ) sicher, daß sie keinen Vitamin-B_{12}-Mangel bekommen werden. Interessant ist, daß sich von denjenigen, die angeben, sich zu 100% oder 90% von Rohkost zu ernähren (vgl. 4.2.7), insgesamt 61,9% sicher sind, keinen Mangel zu bekommen, während es bei denjenigen, die sich nicht als RohköstlerInnen deklarieren, nur 33,0% sind. In Bezug zur Vitamin-B_{12}-Zufuhr gesetzt, geben 35,2% derjenigen, die das Vitamin ausschließlich über Nahrungsergänzungsmittel beziehen, 31,5% derjenigen, die sich damit nur über angereicherte Lebensmittel versorgen und 23,7% derjenigen, die sowohl Nahrungsergänzungsmittel als auch angereicherte Lebensmittel konsumieren, an, sich sicher zu sein, keinen Vitamin-B_{12}-Mangel zu bekommen. Von denjenigen, die keine dieser Möglichkeiten der Vitamin-B_{12}-Zufuhr praktizieren, sind es dagegen 50,6%, obwohl gerade diese Gruppe sich Gedanken über einen Vitamin-B_{12}-Mangel machen müßte. Sonstige Nennungen der TN laufen darauf hinaus, sich genauer über die Thematik zu informieren bzw. eine Fachkraft zu befragen (jeweils 2,5%). Außerdem wird das Vorhaben, sich auf das Vorliegen eines IF-Mangels untersuchen zu lassen, zweimal genannt.

Ein Teil der Befragten würde folglich im Fall eines Vitamin-B_{12}-Mangels völlig sinnlose (Konsum pflanzlicher Lebensmittel, die angeblich Vitamin B_{12} liefern,

Umstieg auf Rohkost) oder sogar möglicherweise schädliche (Steigerung der Algenzufuhr) Maßnahmen ergreifen, um sich mit Vitamin B_{12} zu versorgen. Der – selbst exzessive – Konsum angereicherter Lebensmittel ist kaum dazu geeignet, ein bestehendes Defizit auszugleichen, da er höchstens, falls überhaupt, den täglichen Bedarf decken kann.

Für diesen Zweck geeignet ist eine über den Tagesbedarf hinausgehende Dosierung, die jedoch nicht nur einmalig bzw. über einen begrenzten Zeitraum hinweg erfolgt, sondern eine dauerhafte und zuverlässige Vitamin-B_{12}-Zufuhr zur Folge hat. Leider scheinen viele TN die Bedeutung der exogenen Zufuhr völlig zu unterschätzen, wie beispielhaft folgende Anmerkung einer Teilnehmerin zeigt, welche schreibt, im Fall eines Mangels

> würde ich mehr „über meinen Darm Gedanken machen" und wo evtl. Entzündungsprozesse im Körper vorhanden sind!!! Und ich würde mal wieder „Reines Wasserfasten" betreiben und danach wieder länger Rohkost essen ... !!!

Es ist zu hoffen, daß spätestens ein eingetretener Vitamin-B_{12}-Mangel einige TN dazu bringt, von ihren hypothetischen Überlegungen abzuweichen und stattdessen wirksame Maßnahmen zu ergreifen.

Manche VeganerInnen meinen, ihren Vitamin-B_{12}-Status über Blutanalysen kontrollieren zu können, möglicherweise, um zu „beweisen", daß dieser in Ordnung ist und sie ohne Vitamin-B_{12}-Zufuhr auskommen bzw. die (nicht angereicherte) vegane Ernährung ihnen genügend Vitamin B_{12} liefert.

Von den Befragten haben 16,2% noch keine Untersuchung ihres Blutes auf Vitamin B_{12} durchführen lassen und haben dies auch nicht vor. Weitere 42,3% ließen noch keine Analyse durchführen, geben jedoch an, dies interessant bzw. wichtig zu finden oder es vorzuhaben. 2,3% machen keine Angabe.

39,2% der TN haben bereits ihren Vitamin-B_{12}-Status untersuchen lassen. Hiervon haben die Untersuchung 40,3% (16,0% der TN) einmal und 26,6% (10,9% der TN) mehr als einmal durchführen lassen. 32,4% (13,2% der TN) lassen sie regelmäßig (z.B. einmal jährlich) durchführen.

Da eine Untersuchung auf Vitamin B_{12} nicht per se aussagekräftig bzgl. des Vorliegens oder Nichtvorliegens eines Mangels ist (vgl. 2.2.7), interessiert es, welche Parameter bei den TN bestimmt wurden.

Wie zu erwarten, ist die Bestimmung des Vitamin-B_{12}-Levels im Serum (bzw. Plasma) die häufigste Untersuchung: 64,7% derjenigen, die einen Test haben durchführen lassen (26,3% aller TN), geben an, daß dieser Wert bestimmt wurde. 34,5% (13,4% der TN) haben Homocystein bestimmen lassen. Lediglich 4,3% (1,7% der TN) haben HoloTC II und 2,9% (1,4% der TN) MMA (dies evtl. auch im Urin) testen lassen. 26,6% (10,6% der TN) geben an, nicht zu wissen, welcher Parameter bestimmt wurde. Es ist anzunehmen, daß es sich hierbei zumeist um den Vitamin-B_{12}-Level im Serum bzw. Plasma handelt, da dieser bei ärztlichen Untersuchungen üblicherweise bestimmt wird. Andere Werte – insbesondere HoloTC II und MMA – werden nur auf Eigeninitiative und zumeist über spezielle Labore bestimmt, so daß es unwahrscheinlich ist, daß Personen, die diese Untersuchungen veranlaßt haben, nicht wissen, um welchen Wert es sich handelt.

Abgesehen davon, daß die Kontrolle des Vitamin-B_{12}-Status keine Möglichkeit darstellt, einen Mangel zu verhindern – sondern bei ausbleibender Vitamin-B_{12}-Zufuhr vielmehr dazu dient, abzuwarten, bis sich ein Mangel manifestiert hat –, wird in den meisten Fällen ein Parameter bestimmt, der wenig Aussagekraft für die Diagnose eines Vitamin-B_{12}-Mangels besitzt.

Positiver ist die Situation in Österreich zu bewerten, wo die *VGÖ* regelmäßige Untersuchungen des Vitamin-B_{12}-Status empfiehlt, und zwar „aus Mangel an Alternativen (MMA; holoTC,..) [117]" die Kombination des Vitamin-B_{12}-Levels im Serum und Homocystein. Dementsprechend haben von den österreichischen Befragten 50,8% im Vergleich zu 37,7% in Deutschland und 40,0% in anderen Ländern ihren Vitamin-B_{12}-Status feststellen lassen. Dabei wurde sowohl der Serumtest mit 42,2% häufiger durchgeführt als in Deutschland (22,7%) und anderen Ländern (23,1%) als auch Homocystein mit 35,9% im Vergleich zu 8,7% in Deutschland und 7,7% in anderen Ländern. Zwar lassen österreichische VeganerInnen mit Homocystein wesentlich häufiger einen aussagekräftigeren Parameter für die Diagnose eines Vitamin-B_{12}-Mangels bestimmen, doch meine Kritik an der Praxis der regelmäßigen Testung bleibt bestehen. Es stellt sich die Frage, weshalb die *VGÖ* derartigen Wert auf das Testen des Vitamin-B_{12}-Status legt, und Supplemente erst bei schlechten Ergebnissen ausdrücklich empfiehlt (bei guten Ergebnissen heißt es dagegen „weiter so, keine gravierenden

Änderungen notwendig [117]"), anstatt noch deutlicher zum Ausdruck zu bringen, daß eine Supplementierung bei veganer Ernährung grundsätzlich angebracht ist.

4.2.6 Zur Akzeptanz einer Vitamin-B$_{12}$-Supplementierung der Befragten

Die Notwendigkeit einer Supplementierung von Vitamin B$_{12}$ bei veganer Ernährung – sei es durch angereicherte Nahrungsmittel oder durch Nahrungsergänzungsmittel – beurteilen die Befragten wie folgt:

Diagramm 7: Ansichten über die Notwendigkeit der Supplementierung in %

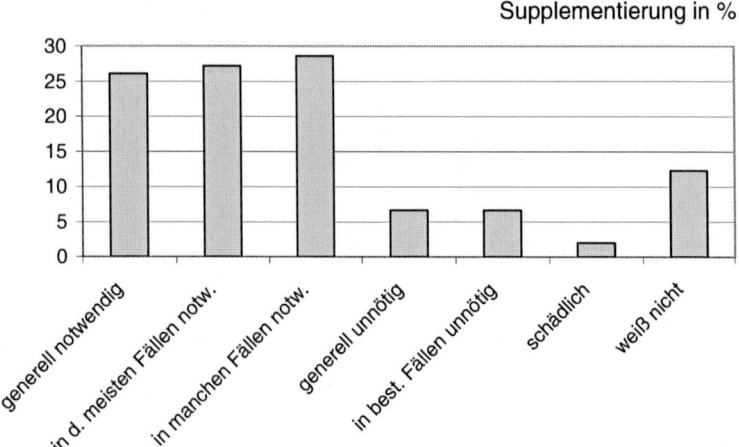

Diejenigen TN, die eine Supplementierung in irgendeiner Weise für notwendig befinden, überwiegen eindeutig, jedoch halten die meisten TN eine Supplementierung entweder ausschließlich oder vorwiegend (Mehrfach-nennungen waren für diesen Punkt im Fragebogen zwar nicht vorgesehen, werden jedoch trotzdem getätigt) in manchen Fällen bzw. für bestimmte Bedarfsgruppen (z.B. Kleinkinder, schwangere/stillende Frauen) für notwendig. Immerhin denken 26,1%, daß eine Ergänzung der veganen Ernährung um Vitamin B$_{12}$ generell und 27,2%, daß sie in den meisten Fällen notwendig sei. Angesichts der starken Verbreitung diverser Mythen über Versorgungsmöglichkeiten mit Vitamin B_{12} (vgl. 4.2.4) ist dies vielleicht bereits als positiv zu bewerten. Der Anteil derer, die sich bei dieser Frage unsicher sind („weiß nicht"), ist relativ hoch.

Persönlich akzeptieren 77% der Befragten eine Art der Vitamin-B_{12}-Supplementierung für ihre eigene Ernährung: 51,3% akzeptieren angereicherte Lebensmittel, und 52,1% akzeptieren Nahrungsergänzungs-mittel (Tabletten, Pulver, Tropfen oder Spritzen). Tabletten bzw. Pulver werden von 42,0%, Tropfen von 7,6% und 5,6% der TN akzeptiert. Manche TN kombinieren verschiedene Methoden der Supplementierung miteinander (vgl. 4.2.5). Die Akzeptanz wird hier am Konsum festgemacht, woraus sich schließen läßt, daß die 23,0% der TN, die keinerlei Vitamin B_{12} in Form von angereicherten Nahrungsmitteln bzw. Nahrungsergänzungsmitteln konsu-mieren, diese zumindest für sich selbst nicht akzeptieren.

Explizit abgelehnt werden vitaminisierte („und somit unnatürliche") Lebensmittel von 16,8% der Befragten.
Nahrungsergänzungsmittel lehnen 12,0% der TN ausdrücklich ab.

Nach der Beurteilung der Verfügbarkeit von mit Vitamin B_{12} angereicherten Nahrungsmitteln befragt, geben 36,1% der TN an, angereicherte Nahrungsmittel seien überall (z.B. in jedem Supermarkt) erhältlich, so daß hierüber eine gute Versorgung mit Vitamin B_{12} möglich sei. Angemerkt sei, daß die Verfügbarkeit von beispielsweise angereicherten Sojadrinks oder Cornflakes zwar gut sein mag, eine gute Versorgung über diese Produkte jedoch fraglich ist.
32,2% haben bei herkömmlichen mit Vitamin B_{12} angereicherten Lebensmitteln (z.B. Fruchtsäften) oft Zweifel, ob diese vegan sind. Das Vorhandensein anderer Vitamine in vielen mit Vitamin B_{12} angereicherten Lebensmitteln stört 22,4% der TN. 23,8% bedauern, daß Lebensmittel mit Vitamin-B_{12}-Zusatz nicht im Bio-Bereich verfügbar sind.
Die Dosierung des Vitamin B_{12} in angereicherten Lebensmitteln halten 12,6% der TN für angemessen, 14,8% für zu niedrig und 3,9% für zu hoch. Die meisten TN machen hierzu keine Angabe. Manche VeganerInnen können

evtl. aufgrund mangelnder Kenntnisse hierzu keine Einschätzung abgeben bzw. gehen davon aus, daß der Vitamin-B_{12}-Gehalt eines angereicherten Produkts per se angemessen sei. Bei der Annahme, die Dosierung in angereicherten Lebensmitteln sei zu hoch, handelt es sich jedenfalls um eine grobe Fehleinschätzung.

Eine bessere Verfügbarkeit bzw. breitere Palette von auf den veganen Bedarf zugeschnittenen angereicherten Nahrungsmitteln würden 47,1% der TN begrüßen. 16,2% ist die Verfügbarkeit angereicherter Lebensmittel egal bzw. sie können diese nicht beurteilen, da sie keine angereicherten Produkte konsumieren.

Die Verfügbarkeit von Nahrungsergänzungsmitteln mit Vitamin B_{12} wird von den TN folgendermaßen eingeschätzt:

28,9% behaupten, vegane Vitamin-B_{12}-Tabletten oder -tropfen seien leicht erhältlich. Es sei darauf hingewiesen, daß dieser Aussage auch von Personen zugestimmt wurde, welche keine Nahrungsergänzungsmittel einnehmen.

37,0% haben bei den im Handel angebotenen Nahrungsergänzungsmitteln oft Zweifel, ob diese vegan sind. An anderen in Vitamin-B_{12}-Supplementen enthaltenen Vitaminen stören sich 19,6%.

Von einer leichten Erhältlichkeit von Vitamin-B_{12}-Tabletten in Reformhäusern, Drogerien oder ähnlichen Geschäften gehen 23,0% der Befragten aus. An einem Bezug von Nahrungsergänzungsmitteln über die Apotheke stören sich (z.B. wegen Tierversuchen oder des Status als KrankeR, der/die Medikamente benötigt) 26,9% der Befragten. 31,1% denken, vegane Vitamin-B_{12}-Präparate seien vorwiegend über den veganen Versandhandel oder vegane Organisationen zu beziehen.

Die Dosierung des Vitamin B_{12} in Nahrungsergänzungsmitteln halten 19,0% für angemessen, 5,6% für zu niedrig und 2,5% für zu hoch. Auch hierzu geben die meisten TN keine Einschätzung ab.

Eine bessere Verfügbarkeit bzw. breitere Palette von auf den veganen Bedarf zugeschnittenen Nahrungsergänzungsmitteln würden 36,4% der TN begrüßen. 19,0% ist die Verfügbarkeit von Nahrungsergänzungsmitteln egal bzw. sie können diese nicht beurteilen, da sie keine Supplemente einnehmen.

4.2.7 Allgemeine ernährungsbezogene Haltungen

Um die Haltungen und Verhaltensweisen der TN in Bezug auf Vitamin B_{12} in einen Kontext einordnen zu können, wurden sie befragt, wie sie ihre Ernährung abgesehen von ihrer Vitamin-B_{12}-Zufuhr gestalten:

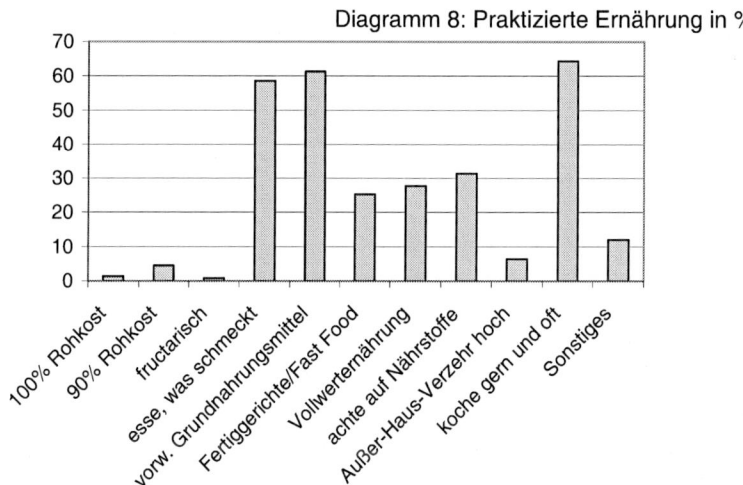

Diagramm 8: Praktizierte Ernährung in %

1,4% der TN geben an, sich zu 100% und 4,5%, sich zu 90% von Rohkost zu ernähren. Drei TN (0,8%) folgen den Prinzipien einer fructarischen/ frutarischen/fruitanen bzw. fruganen Ernährung[28]. 58,5% essen, was ihnen schmeckt bzw. zur Verfügung steht und orientieren sich dabei nur an veganen Grundsätzen. Vorwiegend aus Grundnahrungs- mitteln wie Gemüse, Obst, Salaten, Getreideprodukten und Hülsenfrüchten bestehende Mahlzeiten verzehren 61,3% der TN. 25,2% konsumieren oft vegane Fertiggerichte bzw. Tofu-/Seitanprodukte (z.B. „Würstchen", „Gulasch"), Pommes frites u.ä. „Fast Food".

---

[28] Sich auf den Konsum von Früchten (im botanischen Sinn) beschränkende Ernährungs- formen mit unterschiedlichem Restriktionsgrad

An einer veganen Vollwerternährung orientieren sich gemäß ihrer Angabe 27,7% der TN. Auf eine ausreichende Zufuhr von Calcium, Eisen oder anderen Nährstoffen achten – ob grob oder penibel – 31,4%.

Bei lediglich 6,4% hat der Außer-Haus-Verzehr einen hohen Anteil an ihrer Ernährung. Dies dürfte aufgrund oftmals mangelnder Angebote eine Zwangsläufigkeit veganer Ernährung sein. Dementsprechend geben 64,4% an, gerne und so oft wie möglich selbst zu kochen.

12% machen sonstige Angaben wie z.b., Wert auf Lebensmittel aus biologischem Anbau zu legen (5,0%).

Folgende Ernährungskonzepte werden von den TN – auch wenn sie diese nicht selbst praktizieren – für besonders erstrebenswert gehalten:

Diagramm 9: Erstrebenswerte Ernährungskonzepte in %

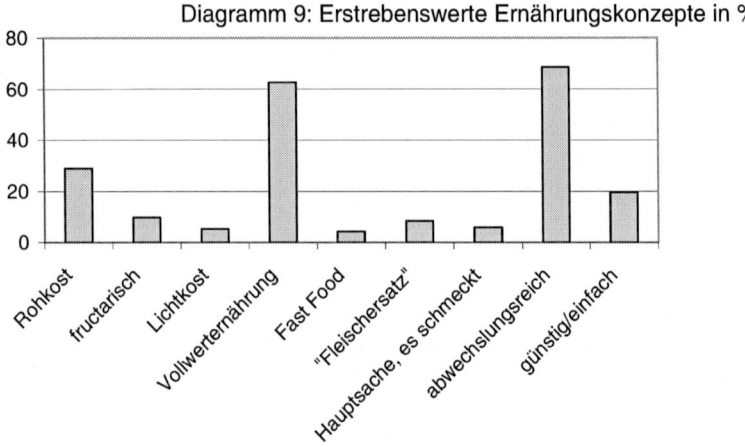

Es ergibt sich eine Diskrepanz zwischen tatsächlich praktizierter Ernährung und der Vorstellung einer idealen Ernährung:

Während es kaum TN schaffen, sich ausschließlich oder hauptsächlich von Rohkost zu ernähren, stellt diese Ernährungsform für 28,9% ein Ideal dar.

Vollwerternährung wird von mehr als doppelt so vielen TN als erstrebenswert angesehen als sie von TN praktiziert wird. Umgekehrt ernähren sich weitaus mehr TN in Richtung Fast Food als dies für erstrebenswert gehalten wird.

Erschreckend ist neben der Idealisierung der Rohkost und fructarischen Ernährung, welche meiner Ansicht nach die Gefahr des Defizits von weitaus mehr Nährstoffen als „nur" Vitamin B_{12} bergen, die Nennung der „Lichtkost"[29] von 5,3% der Befragten (wobei darunter evtl. Scherzantworten sein könnten). Generell wird von einigen Personen, die dem Veganismus zusprechen, die Linie Veganismus – Rohkost – Fruganismus (– Lichtkost?) fatalerweise als eine erstrebenswerte Zielfolge (bis hin zur Selbstauflösung?) gesehen. Diese sehr ins Esoterische gehenden Ideen tragen vermutlich innerhalb der veganen Bewegung erheblich zu Natürlichkeitsbestrebungen wie der rigorosen Ablehnung der Ergänzung der Nahrung um bestimmte Nährstoffe bei. Es ist nicht verwunderlich, daß Menschen, die solche gegen ihre eigene Existenz gerichteten Konzepte befürworten, nicht in ausreichendem Maße auf ihre eigenen Bedürfnisse und somit u.a. nicht auf ihren Vitamin-B_{12}-Bedarf achten. Ohne die ausbleibende Vitamin-B_{12}-Zufuhr eines Teils der VeganerInnen ausschließlich mit durch RohköstlerInnen, EsoterikerInnen o.ä. Gruppen in den Veganismus hineingetragene Gedanken begründen zu wollen – oftmals ist eine unzureichende Vitamin-B_{12}-Zufuhr sicherlich auch ganz simpel durch Desinteresse am Thema Ernährung oder durch Bequemlichkeit verursacht –, so sollten VeganerInnen doch wachsam gegenüber solch reaktionärem Gedankengut sein.

---

[29] Bei der „Lichtkost" handelt es sich um überhaupt kein Ernährungskonzept, sondern um die Vorstellung, von „Lichtenergie" bzw. „kosmischer Energie"/„Prana" ohne die Zufuhr von Nahrung leben zu können.

4.3 Schlußfolgerungen für die Zufuhr von Vitamin B$_{12}$ durch eine sich dem Veganismus zuordnende Personengruppe

Durch die Befragung ist gezeigt worden, daß ungefähr Dreiviertel der TeilnehmerInnen sich Vitamin B$_{12}$ in Form angereicherter Lebensmittel oder über Nahrungsergänzungsmittel zuführen. Beide Formen der Supplementierung werden jeweils durch etwa die Hälfte der Befragten akzeptiert. Dies bedeutet jedoch nicht, daß alle diese VeganerInnen ausreichend mit Vitamin B$_{12}$ versorgt sind, da die Zufuhr insbesondere in den Fällen, in denen sie ausschließlich über angereicherte Lebensmittel erfolgt – abgesehen evtl. von wenigen Ausnahmefällen – in quantitativer Hinsicht als unzureichend bewertet werden muß. Auch die Anwendung von Nahrungsergänzungsmitteln wird insbesondere hinsichtlich der Häufigkeit der Zufuhr nicht immer zufriedenstellend durchgeführt.

Fast ein Viertel der Befragten praktiziert keine Form der Supplementierung und führt sich daher den in diesem Buch dargelegten Kenntnissen folgend kein Vitamin B$_{12}$ zu. Insbesondere diese Gruppe der Befragten ist von den Gefahren eines Vitamin-B$_{12}$-Mangels bedroht. Es hat sich herausgestellt, daß diejenigen, die sich (nahezu oder ausschließlich) von Rohkost ernähren, sowie ältere TeilnehmerInnen weniger zur Supplementierung von Vitamin B$_{12}$ bereit sind als andere Gruppen. In Österreich lebende TN scheinen sich tendenziell besser mit der Thematik auszukennen und infolgedessen vernünftiger damit umzugehen.

Mythen über angebliche Versorgungsmöglichkeiten mit Vitamin B$_{12}$ sind unter den Befragten weit verbreitet. Viele dieser Annahmen könnten als Strategie, nicht wahrhaben zu wollen, daß die vegane Ernährung ohne gezielte Maßnahmen zu einem Defizit führen könnte, betrachtet werden.

Da es sich bei den Ergebnissen der Umfrage nicht um repräsentative Daten handelt, können diese nicht auf alle VeganerInnen übertragen werden. Es ist jedoch durch die Positionen und das Verhalten dieser 357 sich dem Veganismus zuordnenden Personen zumindest eine Tendenz hinsichtlich der Vitamin-B$_{12}$-Versorgung bei veganer Ernährung zu erkennen.

5. Konklusion

Führt eine vegane Ernährung zum Vitamin-B_{12}-Mangel? Diese Frage ist weder mit Ja noch mit Nein zu beantworten. Die hier erfolgten theoretischen Erörterungen zeigen auf, daß Vitamin B_{12} ein grundsätzliches Problem veganer Ernährung darstellt, welches zum Zweck ihrer Durchführbarkeit unbedingt zu klären ist, da das Vitamin in veganer Nahrung nicht per se vorhanden ist und seine Zufuhr daher geplant erfolgen muß. Der Fall wäre anders gelagert, wenn Vitamin B_{12} in adäquater Dosierung so vielen Lebensmitteln, die von VeganerInnen üblicherweise verzehrt werden, zugefügt wäre, daß eine Unterversorgung nur schwer zu erreichen wäre. Dies entspricht jedoch v.a. in deutschsprachigen Ländern nicht der Realität. Zudem wäre in diesem Fall die Planung anstelle der KonsumentInnen durch die LebensmittelherstellerInnen erforderlich – die Konzipierung einer ausreichenden Vitamin-B_{12}-Versorgung ist folglich bei veganer Ernährung immer vonnöten.

Daß VeganerInnen sich aufgrund dieser Problematik vom Veganismus abwenden sollten, wie nicht selten geschlußfolgert wird, kann nicht als realistische Forderung diskutiert werden, da dies für die meisten VeganerInnen – wie nicht nur die in diesem Buch präsentierten Untersuchungsergebnisse verdeutlichen – keine Option darstellt. VeganerInnen sind zumeist „aus gutem Grund" von ihrer Lebenseinstellung überzeugt und wollen diese beibehalten. Es sollte Ziel der öffentlichen Diskussion und auch der Ernährungswissenschaften sein, ihnen dies zu ermöglichen, ohne durch vegane Ernährung von einem Vitamin-B_{12}-Mangel bedroht zu sein. Daß eine Ernährung, die der Supplementierung bedarf, „unnatürlich" (und daher abzulehnen) sei, ist kein ernstzunehmendes Argument, denn abgesehen davon, daß die heutige menschliche Lebensweise, u.a. die Ernährung, alles andere als „natürlich" ist – das Schneiden von Fingernägeln, das Tragen von Brillen, das Lesen von Büchern, die Benutzung von Computern sind ebenso unnatürlich wie das Essen von Bananen in nördlichen Ländern oder der Konsum verarbeiteter und verpackter Lebensmittel, dennoch können diese Praktiken sehr nützlich und sogar notwendig sein –, wird beispielsweise die umfassende Jodierung von Lebensmitteln, auch wenn teilweise kontrovers diskutiert, allgemein akzeptiert und von den meisten ErnährungswissenschaftlerInnen befürwortet. Noch können die meisten VeganerInnen sich nicht zufriedenstellend über angereicherte Nahrungsmittel mit Vitamin B_{12} versorgen. Ihnen bleibt für eine ausreichende Zufuhr die regelmäßige Einnahme geeigneter Nahrungsergänzungsmittel, doch wie gezeigt wurde, ist auch dies nicht immer problemlos praktizierbar. Zu viele Desinformationen, fragwürdige Ideale und nicht zuletzt fehlende Angebote geeigneter Vitamin-B_{12}-Quellen behindern derzeit eine optimale Vitamin-B_{12}-Aufnahme und somit den Schutz vor Vitamin-B_{12}-Mangel bei veganer Ernährung. Es bedarf einer Menge an eigenem Engagement (eine nicht nur oberflächliche Auseinandersetzung mit den Möglichkeiten der Vitamin-B_{12}-Zufuhr – was alleine schon ein bestimmtes Maß an Wissen voraussetzt, um jene Möglichkeiten als adäquat oder inadäquat beurteilen zu können – sowie nicht zuletzt die Beschaffung geeigneter Vitamin-B_{12}-Quellen und deren korrekte Anwendung), um sich als VeganerIn ausreichend mit Vitamin B_{12} zu versorgen. Ein Engagement, das viele nicht explizit an Ernährungsfragen Interessierte verständlicherweise nicht immer aufbringen möchten.

Diese unbefriedigende Situation bedarf insbesondere angesichts von Kindern, die vegan aufgezogen werden und bei denen ein Vitamin-B_{12}-Mangel sich nicht nur rascher einstellt, sondern auch gravierendere Folgen als bei Erwachsenen hat, sowie in Anbetracht der Tatsache, daß längst nicht alle VeganerInnen das notwendige Interesse an Ernährung haben, um sich so gut über Vitamin B_{12} zu informieren, daß sie trotz aller widersprüchlichen Meinungen zu diesem Thema eine ausreichende Zufuhr praktizieren, dringend einer Veränderung.

5.1 Wege zur Optimierung der Vitamin-B$_{12}$-Versorgung bei veganer Ernährung und zur Vermeidung eines Defizits

Praktikable Möglichkeiten zur Verbesserung der Situation der Vitamin-B$_{12}$-Versorgung bei veganer Ernährung wären

1. die **Schaffung und Erweiterung von Möglichkeiten zur Versorgung mit Vitamin B$_{12}$**:

   Lebensmittel, die von VeganerInnen besonders häufig konsumiert werden – wie Soja- oder andere Pflanzendrinks (Reis-, Haferdrink etc.), veganer „Käse", Tofu- oder Seitanprodukte, vegane Margarine usw. – sollten mit Vitamin B$_{12}$ in einer Dosierung, die dazu geeignet ist, bei täglichem Konsum durchschnittlicher Portionen den Tagesbedarf zu decken (z.B. 1 µg/100 g oder mehr, je nach Produkt), angereichert werden, so wie es beispielsweise in England oder den USA der Fall ist. Eine Anreicherung mit Vitamin B$_{12}$ sollte auch für Lebensmittel aus kontrolliert biologischem Anbau gestattet sein, da diese von vielen VeganerInnen favorisiert werden und manche sogar keine anderen Produkte akzeptieren.

   Für den veganen Bedarf geeignete Vitamin-B$_{12}$-Tabletten, -Tropfen oder -Pulver sollten ohne größeren Aufwand oder gar den Bezug aus anderen Ländern in üblichen Geschäften wie Drogerien oder Reformhäusern (und nicht nur z.B. über den veganen Versandhandel) erhältlich sein; Inhaltsstoffe bzw. Umhüllungen wie Lactose oder Gelatine sollten bei Vitamin-B$_{12}$-Präparaten vermieden werden.

2. ein **Ausbau des Informationsangebotes bzgl. veganer Ernährung, insbesondere hinsichtlich Vitamin B$_{12}$**:

   Pro-vegane Organisationen sollten die Vitamin-B$_{12}$-Zufuhr sowohl intern thematisieren als auch in ihren Publikationen nach außen kommunizieren. In Broschüren für „Vegan-EinsteigerInnen", veganen Kochbüchern etc. sollte, statt – überspitzt formuliert – ausschließlich über Bezugsquellen für vegane Sprühsahne oder Schelblellenkäse zu informieren und das Thema Vitamin B$_{12}$ zu ignorieren bzw. aktiv zur Fehlinformation beizutragen, auf die Problematik bei veganer Ernährung hingewiesen werden; konkrete Hinweise auf Versorgungsmöglichkeiten und Erhältlichkeit von Supplementen müßten erteilt werden.

Ernährungswissenschaftliche Organisationen sollten davon abrücken, von veganer Ernährung pauschal bzw. für bestimmte Bedarfsgruppen u.a. wegen Vitamin B_{12} abzuraten. Dieses Verhalten geht an der Praxis, in der sich Menschen ungeachtet der Ratschläge „von oben" ihren Vorstellungen entsprechend ernähren möchten, vorbei. Vielmehr sollten Informationen für VeganerInnen u.a. zur Vitamin-B_{12}-Versorgung bereitgestellt werden, was derzeit durch keine der führenden deutschsprachigen Ernährungsorganisationen erfolgt. Als positives Beispiel seien hier die *American Dietetic Association* und die *Dietitians of Canada* genannt, die sich differenziert mit der Thematik auseinandersetzen und beispielsweise vegetarische Nährstofflisten und Ernährungspläne erstellen sowie ErnährungsberaterInnen Hinweise für die Beratung von VegetarierInnen und VeganerInnen erteilen [1].

Diese Maßnahmen können wahrscheinlich nicht das Auftreten eines Vitamin-B_{12}-Mangels bei allen VeganerInnen verhindern, da es immer solche geben wird, die sich der Information und sonstiger Hilfestellung verweigern bzw. hierdurch nicht erreicht werden (können), aber sie würden vermutlich dazu beitragen, die derzeitige mangelhafte Situation in Bezug auf die Verfügbarkeit sowohl kompetenter Informationen als auch von Vitamin-B_{12}-Quellen entscheidend zu verbessern.

5.2 Ernährungswissenschaftliche Empfehlungen

Empfehlungen zur Vitamin-B_{12}-Zufuhr bei veganer Ernährung werden weltweit mittlerweile von einigen ernährungswissenschaftlichen Organisationen erteilt und belaufen sich auf den Ratschlag, regelmäßig angereicherte Lebensmittel zu verzehren oder Vitamin-B_{12}-Supplemente einzunehmen. Teilweise werden die Empfehlungen durch Auflistung Vitamin-B_{12}-haltiger Produkte oder Mahlzeitenpläne konkretisiert.

Eine von veganen ErnährungswissenschaftlerInnen entwickelte vegane Ernährungspyramide enthält in der Spitze – ähnlich der Ernährungspyramide für ältere Menschen – ein Vitamin-B_{12}-Supplement [118], sieht also die Supplementierung dieses Vitamins als notwendigen Bestandteil veganer Ernährung vor.

Die konkretesten Empfehlungen wurden von Stephen Walsh (Ernährungsexperte der *Vegan Society*) entwickelt und lauten:

- Iß zwei- oder dreimal am Tag angereicherte Nahrungsmittel, um mindestens drei Mikrogramm (µg oder mcg) B_{12} täglich zu bekommen, oder
- nimm täglich ein B_{12}-Supplement, das mindestens 10 Mikrogramm liefert, oder
- nimm wöchentlich ein B_{12}-Supplement, das mindestens 2000 Mikrogramm liefert[30] [119].

Es ist anzumerken, daß sich bzgl. angereicherter Lebensmittel auf Produkte bezogen wird, die weitaus mehr Vitamin B_{12} enthalten als beispielsweise in Deutschland erhältliche. Daher ist diese Empfehlung nicht 1:1 auf hiesige Verhältnisse zu übertragen.

---

[30] Original:
„ - eat fortified foods two or three times a day to get at least three micrograms (µg or mcg) of B12 a day or
- take one B12 supplement daily providing at least 10 micrograms or
- take a weekly B12 supplement providing at least 2000 micrograms."

Es wäre positiv, wenn auch deutschsprachige Empfehlungen und weitergehende Informationen zur Vitamin-B$_{12}$-Zufuhr für hiesige VeganerInnen erhältlich wären. Diese müßten, da hierzulande angereicherte Lebensmittel weniger Vitamin B$_{12}$ enthalten und vegane Supplemente schwieriger zu beziehen sind, entsprechend angepaßt werden. Es ist als Aufgabe der Ernährungswissenschaften und ernährungswissenschaftlicher Institutionen, aber auch pro-veganer Organisationen, zu betrachten, solche Empfehlungen zu formulieren und VeganerInnen verfügbar zu machen. Denn mit der Möglichkeit, die vegane Ernährung sinnvoll mit Vitamin B$_{12}$ anzureichern, bietet diese aufgrund der ausgezeichneten Bioverfügbarkeit des Vitamin B$_{12}$ aus Nahrungsergänzungsmitteln und angereicherten Nahrungsmitteln (vgl. 3.3) das volle Potential, Vitamin-B$_{12}$-Mangel zu vermeiden:

> VeganerInnen, die adäquate Mengen angereicherter Nahrungsmittel oder an B$_{12}$-Supplementen verwenden, werden viel weniger wahrscheinlich an B$_{12}$-Mangel leiden als der/die typische FleischesserIn. Das Insitut of Medicine macht dies in Bezug auf die empfohlene Zufuhr für B$_{12}$ in den USA sehr klar. „Da 10 bis 30 Prozent der älteren Menschen unfähig sein können, natürlich vorkommendes Vitamin B$_{12}$ zu absorbieren, ist es empfehlenswert für diejenigen, die älter als 50 Jahre sind, ihre empfohlene Tagesdosis hauptsächlich durch den Konsum mit Vitamin B$_{12}$ angereicherter Nahrungsmittel oder eines Vitamin B$_{12}$ enthaltenden Supplements zu erreichen." VeganerInnen sollten diese Empfehlung 50 Jahre jünger annehmen, zum Vorteil sowohl für sich selbst als auch für die Tiere. B$_{12}$ muß nie ein Problem für gut informierte VeganerInnen sein[31] [119].

---

[31] Original: „Vegans using adequate amounts of fortified foods or B12 supplements are much less likely to suffer from B12 deficiency than the typical meat eater. The Institute of Medicine, in setting the US recommended intakes for B12 makes this very clear. "Because 10 to 30 percent of older people may be unable to absorb naturally occurring vitamin B12, it is advisable for those older than 50 years to meet their RDA mainly by consuming foods fortified with vitamin B12 or a vitamin B12-containing supplement." Vegans should take this advice about 50 years younger, to the benefit of both themselves and the animals. B12 need never be a problem for well-informed vegans."

Literaturhinweise

[1] Position of the American Dietetic Association and Dietitians of Canada: Vegetarian Diets. 2003. Journal of the American Dietetic Association. 103(6):748-765.

[2] Leitzmann C, Keller M, Hahn A. 2005. Alternative Ernährungsformen. 2. überarbeitete Auflage. Stuttgart: Hippokrates.

[3] Watson D. 1988. Out of the Past. The Vegan, Summer 1988. Zit. nach: The First Fifty Years: 1944-1994. In: The Vegan, 1994, 10(3):iii.

[4] Wokes F, Badenoch J, Sinclair HM. 1955. Human Dietary Deficiency of Vitamin B_{12}. The American Journal of Clinical Nutrition. 3(5):375-382.

[5] Max Rubner-Institut. Bundesinstitut für Ernährung und Lebensmittel (Hrsg). 2008. Nationale Verzehrsstudie II. Die bundesweite Studie zur Ernährung von Jugendlichen und Erwachsenen. Ergebnisbericht, Teil 1. [Download-PDF] < http://www.was-esse-ich.de/uploads/media/NVS_II_Ergebnisbericht_Teil_1. pdf > Rev. 2008-03-14.

[6] Grube A. 2006. Vegane Lebensstile. Diskutiert im Rahmen einer qualitativen/quantitativen Studie. Stuttgart: ibidem.

[7] Leneman L. 1999. No Animal Food: The Road to Veganism in Britain, 1909-1944. Society and animals 7(3):219-228.

[8] Schwarz T. 2005. Veganismus und das Recht der Tiere. Historische und theoretische Grundlagen sowie ausgewählte Fallstudien mit Tierrechtlern bzw. Veganern aus musikorientierten Jugendszenen. In: Breyvogel W (Hrsg.). Eine Einführung in Jugendkulturen. Veganismus und Tattoos. Wiesbaden: Verlag für Sozialwissenschaften: 69-163.

[9] Mütherich B. 2005. Die soziale Konstruktion des Anderen – zur soziologischen Frage nach dem Tier. 2. überarbeitete Auflage. Hannover: ohne Verlag.

[10] Stepaniak J. 2000. Being vegan – Living with Conscience, Conviction and Compassion. Los Angeles: Lowell House.

[11] Cross LJ. 1949. Zit. nach: The First Fifty Years: 1944-1994. In: The Vegan, 1994, 10(3):vii.

[12] Definition des Veganismus nach der Vegan Society. 1994. The Vegan, 1994, 10(3):3.

[13] Elmadfa I, Leitzmann C. 2004. Ernährung des Menschen. Stuttgart: Ulmer.

[14] Herrmann W, Schorr H, Obeid R, Geisel J. 2003. Vitamin B-12 status, particulary holotranscobalamin II and methylmalonic acid concentrations, and hyperhomocysteinemia in vegetarians. The American Journal of Clinical Nutrition. 78:131-136.

[15] Stubbe J. 1994. Binding site revealed of nature's most beautiful cofactor. Science. 266(5191):1663-1664.

[16] Hahn A, Ströhle A, Wolters M. 2006. Ernährung. Physiologische Grundlagen, Prävention, Therapie. 2. überarbeitete und aktualisierte Auflage. Stuttgart: Wissenschaftliche Verlagsgesellschaft.

[17] Herbert V. 1988. Vitamin B-12: plant sources, requirements, and assay. The American Journal of Clinical Nutrition. 48(3 Suppl):852-858.

[18] Löffler G. 2001. Basiswissen Biochemie: mit Pathobiochemie. 4. korrigierte Auflage. Heidelberg: Springer.

[19] Baker SJ, Mathan VI. 1981. Evidence regarding the minimal daily requirement of dietary vitamin B_{12}. The American Journal of Clinical Nutrition. 34(11):2423-2433.

[20] Herbert V. 1987. Recommended dietary intakes (RDI) of vitamin B-12 in humans. The American Journal of Clinical Nutrition. 45(4):671-678.

[21] World Health Organization and Food and Agriculture Organization of the United Nations. 2004. Vitamin and mineral requirements in human nutrition. Second edition. Hong Kong: WHO Library Cataloguing-in-Publication Data.

[22] Deutsche Gesellschaft für Ernährung (DGE), Österreichische Gesellschaft für Ernährung (ÖGE), Schweizerische Gesellschaft für Ernährungsforschung (SGE), Schweizerische Gesellschaft für Ernährungsforschung (SVE) (Hrgs.). 2000. Referenzwerte für die Nährstoffzufuhr. 1. Auflage, 2. korrigierter Nachdruck 2001. Frankfurt am Main: Umschau Braus.

[23] Carmel R. 2006. Cobalamin (Vitamin B_{12}). In: Shils ME, Shike M, Ross AC, Caballero B, Cousins, RJ (Editors). Modern nutrition in health and disease. 10th Edition. Philadelphia: Lippincott Williams & Wilkins: 482-497.

[24] Herbert V. 1994. Staging vitamin B-12 (cobalamin) status in vegetarians. The American Journal of Clinical Nutrition. 59(5 Suppl):1213S-1222S.

[25] Mann NJ, Li D, Sinclair AJ, Dudman NPB, Guo XW, Elsworth GR, Wilson AK, Kelly FD. 1999. The effect of diet on plasma homocysteine concentrations in healthy male subjects. European Journal of Clinical Nutrition. 52(11):895-899.

[26] Chen CW, Lin YL, Lin TK, Lin CT, Chen BC, Lin CL. 2008. Total cardiovascular risk profile of Taiwanese vegetarians. European Journal of Clinical Nutrition. 62(1):138-144.

[27] Lühmann D, Schramm S, Raspe H. 2007. Wie ist der derzeitige Stellenwert der Homozysteinbestimmung im Blut als Risikofaktor für die

koronare Herzkrankheit (KHK)? Deutsche Agentur für Health Technology Assessment des Deutschen Instituts für Medizinische Dokumentation und Information (Hrsg.). Köln: Schriftenreihe Health Technology Assessment, Bd. 61.

[28] Herrmann W, Schorr H, Purschwitz K, Rassoul F, Richter V. 2001. Total Homocysteine, Vitamin B_{12}, and Total Antioxidant Status in Vegetarians. Clinical Chemistry. 47(6):1094-1101.

[29] Waldmann A, Koschizke JW, Leitzmann C, Hahn A. 2003. Homocysteine and cobalamin status in German vegans. Public Health Nutrition. 7(3):447-472.

[30] Monsen ALB, Ueland PM. 2003. Homocysteine and methylmalonic acid in diagnosis and risk assessment from infancy to adolescence. The American Journal of Clinical Nutrition. 78(1):7-21.

[31] Herzlich B, Herbert V. 1988. Depletion of serum holotranscobalamin II. An early sign of negative vitamin B_{12} balance. Laboratory investigation. 58(3):332-337.

[32] Waldmann A, Koschizke JW, Leitzmann C, Hahn A. 2005. German vegan study: diet, life-style factors, and cardiovascular risk profile. Annals of nutrition and metabolism. 49(6):366-372.

[33] Draper A, Lewis J, Malhorta N, Wheeler E. 1993. The energy and nutrient intakes of different types of vegetarian: a case for supplements? British Journal of Nutrtion. 69(1):3-19.

[34] Schneider Z. 1987. The Occurence and Distribution of Corrinoids. In: Schneider Z, Stroiński A. Comprehensive B_{12}: chemistry, biochemistry, nutrition, ecology, medicine. Berlin: de Gruyter:157-224.

[35] Herbert V, Drivas G, Chu M, Levitt D, Cooper B. 1983. Differential radioassays better measure cobalamin content of vitamins and „health foods"

than do microbiologic assays. Some products sold to vegetarians as rich vitamin B12 sources are not. The officical United States Pharmacopeia (U.S.P.) method (L. leichmanii) and E. gracilis assay as „Vitamin B12" noncobalamin corrinoids. Blood. 62(1 Suppl):37a.

[36] Herbert V, Drivas G. 1982. Spirulina and Vitamin B_{12}. The journal of the American Medical Association. 248(23):3096-3097.

[37] Dagnelie PC, van Staveren WA, van den Berg H. 1991. Vitamin B-12 from algae appears not to be bioavailable. The American Journal of Clinical Nutrition. 53(3):695-697.

[38] Anzeigen der Firma GreenValley. Schrot&Korn. 1/2008-4/2008.

[39] Loosen M. Warenkunde: Algen. Grüne Wasserkraft. 2008. Schrot&Korn. 1/2008:21-22.

[40] van den Berg H, Dagnelie PC, van Staveren WA. 1988. Vitamin B_{12} and Seaweed. Lancet. 1(8579):242-243.

[41] Rauma AL, Törönnen R, Hänninen O, Mykkänen H. 1995. Vitamin B-12 status of long-term adherents of a strict uncooked vegan diet ("living food diet") is compromised. The Journal of nutrition. 125(10):2511-2515.

[42] Dagnelie PC. 1997. Comments on the Paper by Rauma et al. (1995). The Journal of nutrition. 127(2):379.

[43] Yamada K, Yamada Y, Fukuda M, Yamada S. 1999. Bioavailability of dried asakusanori (porphyra tenera) as a source of Cobalamin (Vitamin B12). International journal of vitamin and nutrition research. 69(6):412-418.

[44] Watanabe F, Takenaka S, Katsura H, Masumder SA, Abe K, Tamura Y, Nakano Y. 1999. Dried green and purple lavers (Nori) contain substantial amounts of biologically active vitamin B(12) but less dietary iodine to other edible seaweeds. Journal of agricultural and food chemistry. 47(6):2341-2343.

[45] Watanabe F, Takenaka S, Kittaka-Katsura H, Ebara S, Miysamoto E. 2002. Characterization and bioavailibility of vitamin B-12-compounds from edible algae. Journal of nutritional science and vitaminology. 48(5):325-331.

[46] Pratt R, Johnson E. 1968. Deficiency of vitamin B12 in Chlorella. Journal of pharmaceutical sciences. 57(6):1040-1041.

[47] Kittara-Katsura H, Fujita T, Watanabe F, Nakano Y. 2002. Purification and characterization of a corrinoid compound from Chlorella tablets as an algal health food. Journal of agricultural and food chemistry. 50(17):4994-4997.

[48] Walsh, Stephen. 2008. Vegetarian myths: Things "everyone knows" which are not true. [Download-PDF] < http://www.ivu.org/congress/2008/texts/Dresden2.pdf > Rev. 2009-03-09.

[49] Produktwerbung der Firma Simplexity Health. Why Super Blue Green Algae? Choose the Best Nutrition for Your Body & Mind. [Download-PDF] < http://www.simplexityhealth.com/associatenew/technical/pdf/sbga_vs.pdf > Rev. 2008-04-12.

[50] Miyamoto E, Tanioka Y, Nakao T, Barla F, Inui H, Fujita T, Watanabe F, Nakano Y. 2006. Purification and characterization of a corrinoid-compound in an edible cyanobacterium Aphanizomenon flos-aquae as a nutritional supplementary food. Journal of agricultural and food chemistry. 54(25):9604-9607.

[51] Specker BL, Miller D, Norman EJ, Greene H, Hayes KC. 1988. Increased urinary methylmalonic acid excretion in breast-fed infants of vegetarian mothers and identification of an acceptable dietary source of vitamin B-12. The American Journal of Clinical Nutrition. 47(1):89-92.

[52] Bundesinstitut für Risikobewertung. 2007. Gesundheitliche Risiken durch zu hohen Jodgehalt in getrockneten Algen. Aktualisierte Stellungnahme Nr. 026/2007 des BfR vom 22. Juni 2004. [Download-PDF] < http://www.bfr.bund.de/cm/208/gesundheitliche_risiken_durch_zu_hohen_jod gehalt_in_getrockneten_algen.pdf> Rev. 2008-04-12.

[53] Dilworth MJ, Robson AD, Chatel DL. 1979. Cobalt and nitrogen fixation in Lupinus angustifolius L. II. Nodule formation and function. The New Phytologist. 83:63-79.

[54] Robbins WJ, Hervey A, Stebbins ME. 1950. Studies on Euglena and vitamin B_{12}. Science. 112(2912):455.

[55] Poston JM. 1977. Leucine 2,3-aminomutase: a cobalamin-dependent enzyme present in bean seedlings. Science. 195(4275):301-302.

[56] Poston JM. 1978. Coenzyme B12-dependent enzymes in potatoes: leucine 2,3-aminomutase and methylmalonyl-coa mutase. Phytochemistry. 17(3):401-402.

[57] Mozafar A, Oertli JJ. 1992. Uptake of microbially-produced vitamin (B12) by soybean roots. Plant and Soil. 139:23-30.

[58] Mozafar A. 1994. Enrichment of some B-vitamins in plants with application of organic fertilizers. Plant and Soil. 167:305-311.

[59] Belitz HD, Grosch W, Schieberle P. 2001. Lehrbuch der Lebensmittelchemie. 5., vollst. überarb. Aufl. Berlin: Springer.

[60] Areekul S, Pattanamatum S, Cheeramakara C, Churdchue K, Nitayapabskoon S, Chongsanguan M. 1990. The source and content of vitamin B_{12} in the tempehs. Journal of the Medical Association of Thailand. 73(3):152-156.

[61] Produktbeschreibung der Firma Viana. Detailinformation Tempeh. < http://www.viana.de/index.php?id=81&product=5&backId=25 > Rev. 2008-04-24.

[62] Wolf B, Balluch H. Vitamin B12 in der veganen Ernährung. Arbeitskreis vegane Ernährungswissenschaftlerinnen. < http://www.univie.ac.at/ave/artikel/ vitaminb12.htm > Rev. 2008-04-24.

[63] Produktbeschreibung der Firma Rieder Bier. < http://www.rieder-bier.at/vitamine.html > Rev. 2008-04-24.

[64] Centrale Marketing-Gesellschaft der deutschen Agrarwirtschaft mbh. 2005. Bier und Gesundheit. Ernährungsinformation der CMA 03/2005:11-12.

[65] Mayer O JR, Simon J, Rosolová H. 2001. A population study of the influence of beer consumption on folate and homocysteine concentrations. European Journal of Clinical Nutrition. 55(7):605-609.

[66] Bremer P. 1999. Eiweißwunder Lupine. Gesünder ernähren mit pflanzlichem Eiweiß und Vitamin B_{12}. Ritterhude: Fit fürs Leben-Verlag.

[67] E-Mail eines Lopino-Herstellers zitiert im Internetforum von vegan.de. < http://vegan.de/foren/read.php?152,358645,358647#msg-358647 > Rev. 2008-04-25.

[68] Atta HM, Arafa RA, Salem MS, El-Meleigy MA. 2008. Microbiological studies on the production of vitamin B_{12} from two mixed cultures under solid state fermentation condition. Journal of Applied Sciences Research. 4(11):1463-1477.

[69] Produktbeschreibung der Firma Dr. Pandalis. < http://pandalis.de/deutsch/pflanzen/sanddorn.php > Rev. 2008-04-26.

[70] Europäisches Patentamt. 1999. Europäische Patentschrift. Vitamin B12-haltige Sanddornkonzentrate oder -extrakte. Patentblatt 1999/19. [Download-PDF] < https://publications.european-patent-office.org/PublicationServer/documentzip.jsp?iDocId=4821273 > Rev. 2008-04-26.

[71] European Patent EP0378197. Vitamin B12 determination. < http://www.freepatentsonline.com/EP0378197A.html > Rev. 2008-04-27.

[72] Briggs DR, Ryan KF, Bell HL. 1983. Vitamin B_{12} activity in comfrey and comfrey products. Journal of Plant Foods. 5:143-147.

[73] Nöcker RM. 2007. Das große Buch der Sprossen und Keime. 9. Auflage. München: Heyne.

[74] Bockoff EM, Livingston AL, Snell NS. 1950. The occurrence of vitamin B_{12} and other growth factors in alfalfa. Archives of biochemistry. 28(2):242-252.

[75] Solomko EF, Eliseeva GS. 1988. Biosynthesis of vitamins B by the fungus Pleurotus ostreatus in a submerged culture. Prikladnaia biokhimiia i mikrobiologiia. 24(2):164-169.

[76] Langley, Gill. 1999. Vegane Ernährung. Göttingen: Echo.

[77] Souci SW, Fachmann W, Kraut H. 2000. Die Zusammensetzung der Lebensmittel. Nährwert-Tabellen. 6. revidierte und ergänzte Auflage. Stuttgart: Scientific Publishers.

[78] Petter K, Pohlmann T. 2007. Die große vegane Nährwerttabelle. Wien: ohne Verlag.

[79] Klein T. 2008. Volkskrankheit Vitamin-B_{12}-Mangel. Falsche Theorien und wirkliche Ursachen. Ein Wegweiser zu Selbsthilfe, Heilung und Vorsorge. Dresden: Hygeia.

[80] Armstrong BK. 1968. Absorption of vitamin B_{12} from the human colon. The American Journal of Clinical Nutrition. 21(4):298-299.

[81] Herbert V, Drivas G, Manusselis C, Mackler B, Eng J, Schwartz E. 1984. Are colon bacteria a major source of cobalamin analogues in human tissues? 24-hr human stool contains only about 5 micrograms of cobalamin but about 100 micrograms of apparent analogue (and 200 micrograms of folate). Transactions of the Association of American Physicians. 97:161-171.

[82] Albert MJ, Mathan VI, Baker SJ. 1980. Vitamin B_{12} synthesis by human small intestinal bacteria. Nature. 283(5749):781-782.

[83] Norris J. 2002. Vitamin B12: Are You Getting It? [Download-PDF] < http://www.veganoutreach.org/health/B122002.pdf > Rev. 2008-05-03.

[84] Callender ST, Spray GH. 1951. Preparation of haemopoietically active extracts from faeces. Lancet. 1(6670):1391-1392.

[85] Walsh S. 2003. Plant Based Nutrition and Health. Norfolk: The Vegan Society.

[86] Sperma (Allgemeines und Zusammensetzung). < http://www.geocities.com/WestHollywood/3966/sperminf.txt > Rev. 29.03.2009

[87] Carmel R, Gerald SB. 1984. Transcobalamin II in human seminal plasma. The Journal of Clinical Investigation. 73:868-872.

[88] Cohen R. Vitamin B-12, Sex & Internal Secretions. < http://www.veggieboards.com/boards/showthread.php?t=3294 > Rev. 29.03.2009

[89] Liebherr M, Streuli C. 2008. Replik auf den Leserbrief von Marko P. Warum verwendet man noch <<Cyano>>-Cobalamin? Schweizerisches Medizin-Forum. 8(42):806-807. [Download-PDF] < http://www.medicalforum.ch/pdf/pdf_d/2008/2008-42/2008-42-003.PDF > Rev. 29.03.2009

[90] Tucker KL, Rich S, Rosenberg I, Jacques P, Dallal G, Wilson PWF, Selhub J. 2000. Plasma vitamin B-12 concentrations relate to intake source in the Framingham Offspring study. The American Journal of Clinical Nutrition. 71(2):514-522.

[90] Donaldson MS. 2000. Metabolic vitamin B_{12} status on a mostly raw vegan diet with follow-up using tablets, nutrional yeast, or probiotic supplements. Annals of nutritions and metabolism. 44(5-6):229-234.

[92] Verordnung über nährwertbezogene Angaben bei Lebensmitteln und die Nährwertkennzeichnung von Lebensmitteln (Artikel 1 der Verordnung zur Neuordnung der Nährwertkennzeichnungsvorschriften für Lebensmittel).

Anlage 1 (zu § 2 Nr. 2 Buchstabe c, § 4 Abs. 2 Nr. 6 und § 5 Abs. 3 Nr. 4 und Abs. 6). [Download-PDF] < http://bundesrecht.juris.de/bundesrecht/nkv/gesamt.pdf > Rev. 2008-05-06.

[93] Hokin BD, Butler T. 1999. Cyanocobalamin (vitamin B-12) status in Seventh-day Adventist ministers in Australia. The American Journal of Clinical Nutrition. 70(3 Suppl):576S-578S.

[94] Herbert V, Drivas G, Foscaldi R, Manusselis C, Colman N, Kanazawa S, Das K, Gelernt M, Herzlich B, Jennings J. 1982. Multivitamin/mineral food supplements containing vitamin B_{12} may also contain analogues of vitamin B_{12}. The New England journal of medicine. 307(4):255-256.

[95] Produktinformation der Firma Lesaffre Yeast Corp. [Download-PDF] < http://www.lesaffrehumancare.com/NutritionalYeast/Consumer/vegsupport. pdf > Rev. 2008-05-06.

[96] Nährwertangaben zu den Vegavita Produkten. Produktinformation der Vegi-Service AG (Vegusto). [Download-PDF] < http://vegusto.ch/pdf/naehrwertangaben-vegavita.pdf > Rev. 2008-05-06.

[97] Mangels R. 2001. Guide to Non-Dairy „Milks". Vegetarian Journal Jan/Feb 2001. < http://www.vrg.org/journal/vj2001jan/2001janmilk.htm > Rev. 2008-05-06.

[98] Crane MG, Register UD, Lukens RH, Gregory R. 1998. Cobalamin (CBL) studies on two total vegetarian (vegan) families. Vegetarian Nutrition. 2(3):87-92.

[99] Walsh S. 2005. New vegan health supplement. The Vegan. Autumn 2005. [Download-PDF] < http://www.vegansociety.com/images/Veg1.pdf > Rev. 2008-05-06.

[100] E-Mail der Whitehall-Much GmbH zitiert am 16.09.2006 im Internetforum von alles-vegetarisch.de < http://forum.alles-vegetarisch.de/viewtopic.php? f=4&t=245 > Rev. 2008-05-07.

[101] Kuzminski AM, Del Giacco EJ, Allen RH, Stabler SP, Lindenbaum J. 1998. Effective treatment of cobalamin deficiency with oral cobalamin. Blood. 92(4):1191-1198.

[102] Produktinformation der Firma Vita Sciences. http://www.b12patch.com/about-b12patch.html > Rev. 2008-05-08.

[103] Steppat H. 2008. B12 Vitaminmangel. Interview mit Thomas Klein über sein kürzlich erschienenes Buch *Volkskrankheit Vitamin-B12-Mangel – Falsche Theorien und wirkliche Ursachen*. natürlich vegetarisch. 02/08:13-15.

[104] Lloyd-Wright Z, Allen N, Key TJA, Sanders TAB. 2001. How prevalent is vitamin B_{12} deficiency among British vegetarians and vegans? The proceedings of the Nutrition Society. 60:174A.

[105] Specker BL, Black A, Allen L, Morrow F. 1990. Vitamin B-12: low milk concentrations are related to low serum concentrations in vegetarian women and to methylmalonic aciduria in their infants. The American Journal of Clinical Nutrition. 52(6):1073-1076.

[106] Emery ES, Homans AC. 1997. Vitamin B12 deficiency: A cause of abnormal movements in infants. Pediatrics. 99(2):255-256.

[107] Lücke T, Korenke GC, Poggenburg I, Bentele KH, Das AM, Hartmann H. 2007. Mütterlicher Vitamin-B_{12}-Mangel: Ursache neurologischer Symptomatik im Säuglingsalter. Zeitschrift für Geburtshilfe und Neonatologie. 211(4):157-161.

[108] Sanders TAB. 1988. Growth and development of British vegan children. The American Journal of Clinical Nutrition. 48(3 Suppl):822-825.

[109] Campbell M, Lofters WS, Gibbs WN. 1982. Rastafarianism and the vegans syndrome. British medical journal. 285(6355):1617-1618.

[110] Zmora E, Gorodischer R, Bar-Ziv J. 1979. Multiple nutritional deficiencies in infants from a strict vegetarian community. American journal of diseases of children. 133(2):141-144.

[111] Fulton JR, Hutton CW, Stitt KR. 1980. Preschool vegetarian children: Dietary and anthropometric data. Journal of the American Dietetic Association. 76(4):360-365.

[112] Kleinkind von Veganern verhungert. Berliner Morgenpost, 10.07.2004.

[113] Veganer ließen ihren Sohn verhungern. Neue Westfälische, 16.11.2004.

[114] Veganer ließen Kind verhungern. Die Welt, 18.11.2004
< http://www.welt.de/data/2004/11/18/361814.html > Rev. 30.07.09

[115] Baby fed raw vegan diet died from malnutrition. The Guardian, 15.11.2001.
< http://www.guardian.co.uk/Archive/Article/0,4273,4257736,00.html >
Rev. 30.07.09

[116] Eltern nach Hungertod ihres Kindes vor Gericht. Cellesche Zeitung, 30.05.2005.

[117] Vegane Gesellschaft Österreich. 2006. Vitamin B 12 Praxisanleitung.
< http://www.vegan.at/warumvegan/gesundheit/vitamin_b12_praxisanleitung. html > Rev. 20.05.2008.

[118] Melina V, Davis B, Brousseau D. 2000. Vegan food guide. Daily plan for healthy eating. In: Davis B, Melina V. 2000. Becoming Vegan. The complete guide to adopting a healthy plant-based diet. Summertown: Book Publishing Company:154.

[119] Walsh S. 2001. What every vegan should know about vitamin B12.
< http://www.vegansociety.com/html/food/nutrition/b12 > Rev. 22.05.2008.

Anhang 1

Fragenbogen „Vitamin-B_{12}-Versorgung bei veganer Ernährung"

1. Biographische Daten

1.1 Ich bin _____ Jahre alt.

1.2 Mein (biologisches) Geschlecht ist

☐ weiblich ☐ männlich ☐ intersexuell

1.3 Ich lebe in _____. *(Land eintragen, z.B. Deutschland)*

2. Lebensweise

2.1 Ich lebe vegan. ☐ ja ☐ nein

2.2 Ich ernähre mich ohne „Fleisch", Eier und Milch ...
(Mehrfachnennungen möglich.)

☐ ... jedoch ich konsumiere gelegentlich oder regelmäßig Honig.

☐ ... jedoch ich mache ab und zu Ausnahmen (z.B. unterwegs oder wenn ich zu Besuch bin).

☐ ... jedoch ich esse gelegentlich etwas, wovon ich nicht die genauen Inhaltsstoffe kenne (z.B. Brötchen aus der Bäckerei).

☐ ... jedoch ich kaufe Kleidung aus „Leder", „Wolle", Seide oder anderen tierlichen Stoffen.

☐ ... jedoch ich trage noch alte Kleidung aus „Leder", „Wolle", Seide oder anderen tierlichen Stoffen auf.

☐ ... jedoch ich benutze nicht-vegane Gebrauchsgegenstände (z.B. Rasierpinsel aus Haaren, Bettwäsche mit Federn).

☐ ... jedoch ich benutze Kosmetika bzw. Reinigungsmittel, die tierliche Inhaltsstoffe enthalten oder deren Inhaltsstoffe nicht „tierversuchsfrei" sind.

☐ ... jedoch ich besuche Zoos oder Zirkusveranstaltungen mit (nichtmenschlichen) Tieren.

☐ ... jedoch ich reite.

☐ ... jedoch ich lebe freegan und esse Produkte mit tierlichen Inhaltsstoffen, wenn ich diese im Müll finde.

☐ ... und ich verwende prinzipiell nichts, wofür (nichtmenschliche) Tiere benutzt wurden, sei es zu Nahrungs-, Kleidungs-, Forschungs- oder Unterhaltungszwecken (Unvermeidbarkeiten, die sich aus dem Leben in einer nicht-veganen Gesellschaft ergeben, ausgenommen, z.B. nicht-vegane Landwirtschaft oder wichtige Medikamente).

2.3 Ich bin seit Geburt vegan. ☐ ja ☐ nein
(Falls Du seit Geburt vegan bist, überspringe die nächsten 3 Punkte und fahre mit Punkt 3.3 fort.)

2.4 Ich bin vegan seit _____ Jahren, _____ Monaten. *(ungefähre Zeitangabe)*

3. Motivation für den Veganismus

3.1 Meine Motivation, vegan zu *werden, war* zum Zeitpunkt meiner Entscheidung bzw. in der ersten Zeit folgendermaßen begründet:
(Mehrfachnennungen möglich)

A ☐ moralisch bzw. ethisch (z.B. Ablehnung des Schlachtens, der Tötung sog. Eintagsküken oder der Konsequenzen der sog. Milchproduktion für Kühe und Kälber)

B ☐ Anerkennung eines tierethischen Konzeptes (z.B. Gleichheitsprinzip, Subjekt-eines-Lebens)

C ☐ Ablehnung von Tierquälerei, „Massentierhaltung" und Tiertransporten

D ☐ Tierliebe

E ☐ Ablehnung des Herrschaftsverhältnisses über (nichtmenschliche) Tiere und der Tierausbeutung sowie Befürwortung der Idee gesellschaftlicher

Tierbefreiung bzw. des Tierrechtsgedankens

F ☐ Annahme der sog. Tierproduktion als (Mit-)Auslöser für die

Welthungerproblematik (Verschwendung von Nahrungsmitteln für die „Umwandlung" in „Fleisch", Milch oder Eier)

G ☐ Ablehnung der schädlichen Auswirkungen von Tierhaltung auf die

Mitwelt (z.b. Grundwasserbelastung durch Gülle, Belastung der Atmosphäre mit Treibhausgasen, Abholzung des Regenwaldes für Weideflächen, Desertifikation o.ä.)

H ☐ religiös/spirituell (da Veganismus mit meinem Glauben oder meiner

Weltanschauung einhergeht oder z.b. aus Überzeugungen wie „Du sollst nicht töten", „Fleischessen ist Sünde", „Fleischessen verursacht negatives Karma" o.ä.)

I ☐ gesundheitlich (z.b. Prävention verschiedener Zivilisationskrankheiten

wie Herz-Kreislauf-Erkrankungen, Gicht, hoher Cholesterinspiegel, Verdauungsprobleme oder Allergien bzw. Linderung bereits bestehender Krankheitssymptome oder Reduktion von Übergewicht durch vegane Ernährung)

K ☐ Natürlichkeit (z.B. „Der Mensch ist ein Pflanzenfresser", „Milchtrinken

ist unnatürlich" o.ä.)

L ☐ Sonstige Gründe: _____

3.2 Meine Hauptmotivation, vegan zu *werden, war:* ____
(Entscheide Dich für die damals bedeutsamste Motivation und trage den entsprechenden Buchstaben ein.)

3.3 Meine Motivation, *heute* vegan zu leben, *ist* folgendermaßen begründet:
(Mehrfachnennungen möglich)

A ☐ moralisch bzw. ethisch (z.B. Ablehnung des Schlachtens, der Tötung

sog. Eintagsküken oder der Konsequenzen der sog. Milchproduktion für Kühe und Kälber)

B ☐ Anerkennung eines tierethischen Konzeptes (z.B. Gleichheitsprinzip,

    Subjekt-eines-Lebens)

C ☐ Ablehnung von Tierquälerei, „Massentierhaltung" und Tiertransporten

D ☐ Tierliebe

E ☐ Ablehnung des Herrschaftsverhältnisses über (nichtmenschliche) Tiere

    und der Tierausbeutung sowie Befürwortung der Idee gesellschaftlicher
Tierbefreiung bzw. des Tierrechtsgedankens

F ☐ Annahme der sog. Tierproduktion als (Mit-)Auslöser für die

    Welthungerproblematik (Verschwendung von Nahrungsmitteln für die
„Umwandlung" in „Fleisch", Milch oder Eier)

G ☐ Ablehnung der schädlichen Auswirkungen von Tierhaltung auf die

    Mitwelt (z.B. Grundwasserbelastung durch Gülle, Belastung der
Atmosphäre mit Treibhausgasen, Abholzung des Regenwaldes für
Weideflächen, Desertifikation o.ä.)

H ☐ religiös/spirituell (da Veganismus mit meinem Glauben oder meiner

    Weltanschauung einhergeht oder z.B. aus Überzeugungen wie „Du
sollst nicht töten", „Fleischessen ist Sünde", „Fleischessen verursacht
negatives Karma" o.ä.)

I ☐ gesundheitlich (z.B. Prävention verschiedener Zivilisationskrankheiten

    wie Herz-Kreislauf-Erkrankungen, Gicht, hoher Cholesterinspiegel,
Verdauungsprobleme oder Allergien bzw. Linderung bereits bestehender
Krankheitssymptome oder Reduktion von Übergewicht durch vegane
Ernährung)

K ☐ Natürlichkeit (z.B. „Der Mensch ist ein Pflanzenfresser", „Milchtrinken

    ist unnatürlich" o.ä.)

L ☐ Sonstige Gründe: _____   _____

3.3 Meine Hauptmotivation, *heute* vegan zu leben, *ist:* ____
(Entscheide Dich für die damals bedeutsamste Motivation und trage den entsprechenden Buchstaben ein.)

4. Vitamin B_{12}

4.1 Über die Versorgung mit Vitamin B_{12} bei veganer Ernährung denke ich folgendes:
(Mehrfachnennungen möglich)

☐ Vitamin B_{12} ist in pflanzlichen Lebensmitteln in ausreichender Menge vorhanden, weswegen diesem Vitamin bei veganer Ernährung keine besondere Bedeutung zukommt.

☐ Vitamin B_{12} ist in speziellen Lebensmitteln wie z.b. Algen, milchsauer vergorenem Gemüse (z.b. Sauerkraut), Hefeprodukten (auch z.b. Bier), Sprossen und Keimlingen, Sanddorn, Lopino, Tempeh, bestimmten Kräutern (z.b. Petersilie, Comfrey, Wildkräutern) oder anderen Lebensmitteln enthalten, die in die Ernährung eingeplant werden müssen/sollten.

☐ Vitamin B_{12} kann durch ungewaschenes (Bio-)Gemüse aufgenommen werden.

☐ Vitamin B_{12} kann aus dem menschlichen Darm aufgenommen werden.

☐ Vitamin B_{12} wird bei reiner Rohkosternährung besonders gut vom Körper aufgenommen.

☐ Vitamin B_{12} wird im Körper so lange gespeichert, daß eine Zufuhr dieses Vitamins erst nach jahrelanger veganer Ernährung notwendig wird.

☐ Vitamin B_{12} wird in so geringen Mengen benötigt, daß es ein vernachlässigbares Vitamin ist.

☐ Vitamin B_{12} wird bei veganer Ernährung in geringeren Mengen benötigt als bei nicht veganer Ernährung.

138

☐ Vitamin-B_{12}-Mangel ist bei nicht vegan lebenden Menschen mindestens genauso häufig wie bei vegan lebenden.

☐ Vitamin B_{12} ist in veganer Nahrung nicht oder nicht ausreichend vorhanden und sollte daher durch angereicherte Nahrungsmittel (z.b. Sojadrink mit Vitamin-B_{12}-Zusatz) oder durch Supplemente (Nahrungsergänzungsmittel) zugeführt werden.

☐ Daß es Menschen gibt oder ich Menschen kenne, die schon sehr lange ohne Nahrungsergänzung vegan leben, ohne einen Vitamin-B_{12}-Mangel zu haben, ist der Beweis, daß angereicherte Nahrungsmittel oder Nahrungsergänzungsmittel bei veganer Ernährung nicht nötig sind.

☐ Da Rinder und andere herbivore Tierarten ebenso wie Menschen „Pflanzenfresser" sind und kein Vitamin B_{12} benötigen, warum sollten Menschen es sich dann zuführen?

☐ Ich habe mich mit dem Thema 'Vitamin B_{12}' noch nicht oder kaum beschäftigt.

☐ Beim Thema 'Vitamin B_{12}' blicke ich nicht durch, da die Meinungen hierzu widersprüchlich sind.

☐ Ist mir egal. / Dazu habe ich keine Meinung.

☐ Sonstiges: _____

4.2 Die Diskussion um Vitamin B_{12} bei veganer Ernährung halte ich für ...
(Mehrfachnennungen möglich)

☐ ... übertrieben/unnötig.

☐ ... schädlich für den Veganismus.

☐ ... wichtig, um die vegane Ernährung auch als gesunde und sichere Ernährung zu stärken.

☐ ... notwendig, die Diskussion sollte aber nur intern geführt und nicht nach außen getragen werden, um keinen abschreckenden Effekt zu erzielen.

☐ ... notwendig.

☐ Ist mir egal. / Dazu habe ich keine Meinung.

☐ Sonstiges: _____

4.3 Eine Supplementierung (Nahrungsergänzung) mit Vitamin B_{12} bei veganer Ernährung durch angereicherte Nahrungsmittel (z.B. Sojadrink) oder Nahrungsergänzungsmittel (z.B. Tabletten) halte ich für ...

☐ ... generell notwendig.

☐ ... in den meisten Fällen notwendig.

☐ ... in manchen Fällen bzw. für bestimmte Bedarfsgruppen (z.b. Kleinkinder, schwangere/stillende Frauen) notwendig.

☐ ... generell unnötig.

☐ ... in bestimmten Fällen (z.b. Rohkosternährung, gesunde Darmflora) unnötig.

☐ ... schädlich.

☐ Weiß ich nicht.

4.4 Ich selbst versorge mich folgendermaßen mit Vitamin B_{12}:
(Mehrfachnennungen möglich)

☐ Ich praktiziere eine Form der Rohkosternährung, bei der ich mir keine Gedanken um meine Vitamin-B_{12}-Versorgung machen muß.

☐ Ich nehme Spirulina (z.B. Tabletten oder Pulver) zu mir.

☐ Ich nehme Nori zu mir.

☐ Ich nehme andere Algenarten (z.B. Chlorella) zu mir, und zwar _____

_____. *(Name der Algenart/en)*

☐ Ich nehme bestimmte Sanddornprodukte zu mir, und zwar _____

_____. *(Produktname bzw. Art des Produkts)*

☐ Ich beziehe Sauerkraut, Hefeprodukte, Sprossen/Keimlinge, Lopino oder

andere Lebensmittel als Vitamin-B$_{12}$-Quelle in meine Ernährung ein, und

zwar _____.

☐ Ich esse ungewaschenes (Bio-)Gemüse.

☐ Ich beziehe mit Vitamin B$_{12}$ angereicherte Lebensmittel in meine

Ernährung ein, und zwar _____.

(Art des Lebensmittels und Produktname, z.B. „Alpro Soya Drink gekühlt", „Alpro Soya Drink Erdbeere", „Kellog's Cornflakes")

Diese Lebensmittel konsumiere ich (als durchschnittliche Portion)

☐ mehrmals täglich   ☐ einmal täglich   ☐ 2-3 mal pro Woche

☐ einmal wöchentlich ☐ 1-2 mal monatlich ☐ seltener bzw. unregelmäßig

☐ Ich nehme Vitamin-B$_{12}$-Tabletten ein, und zwar _____.

(Produktname, z.B. „Veg 1", „Dr. Ritter Vitamin B6, B$_{12}$ und Folsäure-Kautabletten", „Vitamin B$_{12}$ von Nature's Own", „Solgar Vitamin B$_{12}$ 100 µg Tablets", „Solgar Vitamin B$_{12}$ 1000 µg Nuggets")

Die Einnahme erfolgt

☐ mehrmals täglich   ☐ einmal täglich   ☐ 2-3 mal pro Woche

☐ einmal wöchentlich ☐ 1-2 mal monatlich ☐ seltener bzw.

unregelmäßig   ☐ bei auftretenden Mangelerscheinungen

☐ Ich nehme Vitamin-B$_{12}$-Tropfen ein, und zwar _____.

(Produktname, z.B. „B$_{12}$-Tropfen Ankermann")

Die Einnahme erfolgt

☐ mehrmals täglich ☐ einmal täglich ☐ 2-3 mal pro Woche

☐ einmal wöchentlich ☐ 1-2 mal monatlich ☐ seltener bzw.

unregelmäßig ☐ bei auftretenden Mangelerscheinungen

☐ Ich lasse mir Vitamin-B_{12}-Spritzen geben bzw. spritze mir selbst Vitamin

B_{12}, und zwar _____.
(falls bekannt: Präparatname, z.B. „Ankermann 1000 µg Injektionslösung")
Die Verabreichung erfolgt

☐ täglich ☐ 2-3 mal pro Woche ☐ einmal wöchentlich

☐ 1-2 mal monatlich ☐ jährlich ☐ seltener bzw.

unregelmäßig ☐ bei auftretenden Mangelerscheinungen

☐ Ich lebe noch nicht lange vegan und denke, daß ich noch genügend

Vitamin B_{12} im Körper gespeichert habe.

☐ Ich gehe davon aus, daß ich durch normale vegane Ernährung genügend

Vitamin B_{12} aufnehme.

☐ Ich denke darüber nach, mich irgendwann mehr um meine Vitamin-B_{12}-

Versorgung zu kümmern, habe es bislang aber noch nicht getan.

☐ Um meine Versorgung mit Vitamin B_{12} mache ich mir (noch) keine

Gedanken.

☐ Falls ich Mangelerscheinungen bekommen sollte, werde ich mich um

meine Versorgung mit Vitamin B_{12} kümmern.

☐ Sonstiges: _____

4.5 Wenn ich einen Vitamin-B_{12}-Mangel bekäme, würde ich ...
(Mehrfachnennungen möglich)

☐ ... den Anteil an Algen(produkten), Sauerkraut, Hefeprodukten oder anderen Lebensmitteln in meiner Ernährung erhöhen.

☐ ... anfangen, Spirulina, Sanddornpräparate oder ähnliche pflanzliche Mittel einzunehmen bzw. meine Einnahme solcher Präparate erhöhen.

☐ ... vermehrt ungewaschenes (Bio-)Gemüse essen.

☐ ... auf reine Rohkosternährung umsteigen.

☐ ... anfangen, mit Vitamin B_{12} angereicherte Nahrungsmittel zu konsumieren.

☐ ... den Konsum angereicherter Nahrungsmittel steigern.

☐ ... anfangen, Nahrungsergänzungsmittel (z.B. Tabletten) einzunehmen.

☐ ... Nahrungsergänzungsmittel zunächst in hoher Dosierung einnehmen (und danach evtl. auf eine normale Dosierung wechseln).

☐ ... die Art bzw. Häufigkeit meiner Einnahme von Nahrungsergänzungsmitteln ändern.

☐ ... mir einmalig Vitamin B_{12} spritzen (lassen), um mein Depot aufzufüllen und dann zunächst keine weiteren Maßnahmen ergreifen.

☐ ... mir einmalig B_{12} spritzen (lassen) und dann mit der Integration angereicherter Lebensmittel oder von Nahrungsergänzungsmitteln in meine Ernährung beginnen.

☐ ... mir regelmäßig Vitamin B_{12} spritzen lassen.

☐ ... nichts an meiner Ernährung verändern.

☐ ... aufhören, vegan zu leben (z.B. Milch oder Eier in meine Ernährung einbeziehen).

☐ Ich bin mir (relativ) sicher, daß ich keinen Vitamin-B_{12}-Mangel bekommen werde.

☐ Sonstiges: _____

4.6 Eine Untersuchung meines Blutes auf Vitamin B_{12} ...

☐ ... habe ich noch nie durchführen lassen und habe dies auch nicht vor.

☐ ... habe ich noch nicht durchführen lassen, fände dies aber interessant/ wichtig und habe es vor.

☐ ... habe ich durchführen lassen, und zwar

    ☐ bisher einmal ☐ mehr als einmal

    ☐ lasse ich sie regelmäßig (z.B. einmal jährlich) durchführen

Dabei wurde folgender Wert bestimmt:
(Mehrfachnennungen möglich)

    ☐ Vitamin-B_{12}-Serumswert (B_{12}-Level im Blut)

    ☐ Homocystein

    ☐ Transcobalamin II/Holotranscobalamin (TC2/HoloTC)

    ☐ Methylmalonsäure (MMA), evtl. auch im Urin statt im Blut

    ☐ Weiß ich nicht

    ☐ Sonstiger Wert: _____

4.7 Die Verfügbarkeit von mit Vitamin B_{12} angereicherten Nahrungsmitteln beurteile ich folgendermaßen:
(Mehrfachnennungen möglich)

☐ Angereicherte Nahrungsmittel sind überall (z.B. in jedem Supermarkt) erhältlich, so daß hierüber eine gute Versorgung mit Vitamin B_{12} möglich ist.

☐ Bei herkömmlichen mit Vitamin B_{12} angereicherten Lebensmitteln (z.B.

Fruchtsäften mit Vitamin-B_{12}-Zusatz) habe ich oft Zweifel, ob sie vegan sind.

☐ Es stört mich, daß viele Lebensmittel, die mit Vitamin B_{12} angereichert sind, noch andere Vitamine enthalten („Vitamincocktail").

☐ Ich bedauere es, daß Lebensmittel mit Vitamin-B_{12}-Zusatz nicht im Bio-Bereich verfügbar sind.

☐ Die Dosierung des Vitamin B_{12} in angereicherten Lebensmitteln halte ich für angemessen.

☐ Die Dosierung des Vitamin B_{12} in angereicherten Lebensmitteln halte ich für (oftmals) zu niedrig.

☐ Die Dosierung des Vitamin B_{12} in angereicherten Lebensmitteln halte ich für (oftmals) zu hoch.

☐ Eine bessere Verfügbarkeit bzw. breitere Palette von auf den veganen Bedarf zugeschnittenen angereicherten Nahrungsmitteln würde ich begrüßen.

☐ Ist mir egal bzw. kann ich nicht beurteilen, da ich angereicherte Lebensmittel nicht konsumiere.

☐ Ich lehne vitaminisierte und somit unnatürliche Lebensmittel ab.

4.8 Die Verfügbarkeit von Nahrungsergänzungsmitteln mit Vitamin B_{12} beurteile ich folgendermaßen:
   (Mehrfachnennungen möglich)

☐ Vegane Vitamin-B_{12}-Tabletten oder -tropfen sind leicht erhältlich.

☐ Bei den im Handel angebotenen Nahrungsergänzungsmitteln habe ich oft Zweifel, ob sie vegan sind.

☐ Es stört mich, daß manche Nahrungsergänzungsmittel neben Vitamin B_{12} noch andere Vitamine enthalten.

☐ Vitamin-B_{12}-Tabletten sind einfach in Reformhäusern, Drogerien oder ähnlichen Geschäften zu erhalten.

☐ An einem Bezug von Nahrungsergänzungsmitteln über die Apotheke störe ich mich (z.b. wegen Tierversuchen oder weil ich mich nicht als KrankeR sehe, die/der Medikamente benötigt).

☐ Vegane Vitamin-B_{12}-Präparate sind vorwiegend über Vegan-Versände oder vegane Organisationen (z.b. Vegan Society, Vegane Gesellschaft Österreich) zu beziehen.

☐ Die Dosierung des Vitamin B_{12} in Nahrungsergänzungsmitteln halte ich für angemessen.

☐ Die Dosierung des Vitamin B_{12} in Nahrungsergänzungsmitteln halte ich für (oftmals) zu niedrig.

☐ Die Dosierung des Vitamin B_{12} in Nahrungsergänzungsmitteln halte ich für (oftmals) zu hoch.

☐ Eine bessere Verfügbarkeit bzw. breitere Palette von auf den veganen Bedarf zugeschnittenen Nahrungsergänzungsmitteln würde ich begrüßen.

☐ Ist mir egal bzw. kann ich nicht beurteilen, da ich keine Nahrungsergänzungsmittel einnehme.

☐ Ich lehne Nahrungsergänzungsmittel ab.

5. Ernährung allgemein

5.1 Abgesehen von Vitamin B_{12} gestalte ich meine Ernährung folgendermaßen:
(Mehrfachnennungen möglich)

☐ Ich ernähre mich zu 100% von Rohkost.

☐ Ich ernähre mich zu mindestens 90% von Rohkost.

☐ Ich ernähre mich fructarisch/frutarisch/fruitan/frugan.

☐ Ich esse, was mir schmeckt bzw. was zur Verfügung steht und orientiere mich dabei nur an veganen Grundsätzen.

☐ Meine Mahlzeiten bestehen vorwiegend aus Grundnahrungsmitteln wie Gemüse, Obst, Salaten, Getreideprodukten und Hülsenfrüchten.

☐ Ich konsumiere oft vegane Fertiggerichte bzw. Tofu-/Seitanprodukte (z.B. „Würstchen", „Gulasch"), Pommes frites u.ä. „Fast Food".

☐ Ich orientiere mich vorwiegend an Richtlinien einer (veganen) Vollwerternährung.

☐ Ich achte (ob grob oder penibel) auf eine ausreichende Zufuhr von Calcium, Eisen oder anderen Nährstoffen.

☐ Der Außer-Haus-Verzehr (z.B. in Imbißbuden, Restaurants, Cafés, Voküs) hat an meiner Ernährung einen hohen Anteil.

☐ Ich koche gerne und so oft wie möglich selbst.

☐ Sonstiges: _____

5.2 Folgende Ernährungskonzepte halte ich - auch wenn ich sie nicht selbst praktiziere - für besonders erstrebenswert:
(Mehrfachnennungen möglich)

☐ Rohkosternährung (vegan)

☐ fruotarische/frutarische/fruitane/frugane Ernährung

☐ Lichtkost

☐ Vollwerternährung (vegan)

☐ Fast Food (vegan)

☐ Nachahmung konventioneller Ernährung mit vielen „Fleischersatzprodukten"

☐ Keins: „Hauptsache, es schmeckt"

☐ abwechslungsreiche Ernährung

☐ günstige und einfache Ernährung

Anhang 2

Tabellen zur Erläuterung der Untersuchungsergebnisse

Tabelle zu Diagramm 1: Motivation für den Veganismus in %

Motivationsart	Ursprünglich	Heute
Moralische bzw. ethische Gründe	90,2	93,8
Anerkennung eines tierethischen Konzeptes	55,5	67,2
Ablehnung von Tierquälerei u.ä.	83,5	85,4
Tierliebe	59,7	58,3
Ablehnung des Herrschaftsverhältnisses über nichtmenschliche Tiere	56,3	77,9
Annahme der sog. Tierproduktion als (Mit-)Auslöser für die Welthungerproblematik	39,2	71,4
Ablehnung der schädlichen Auswirkungen von Tierhaltung auf die Mitwelt	39,5	73,1
Religiöse bzw. spirituelle Gründe	13,7	19,3
Gesundheitliche Gründe	29,1	48,2
Natürlichkeit	21,8	33,9
Sonstige Gründe	9,2	9,0

Tabelle zu Diagramm 2: Hauptmotivation für den Veganismus in %

Hauptmotivationsart	Ursprünglich	Heute
Moralische bzw. ethische Gründe	47,1	31,1
Anerkennung eines tierethischen Konzeptes	4,8	6,7
Ablehnung von Tierquälerei u.ä.	9,5	5,9
Tierliebe	6,7	5,9
Ablehnung des Herrschaftsverhältnisses über nichtmenschliche Tiere	8,4	25,2
Annahme der sog. Tierproduktion als (Mit-)Auslöser für die Welthungerproblematik	0,8	2,2
Ablehnung der schädlichen Auswirkungen von Tierhaltung auf die Mitwelt	1,7	1,7
Religiöse bzw. spirituelle Gründe	1,4	3,1
Gesundheitliche Gründe	8,1	4,2
Natürlichkeit	2,2	2
Sonstige Gründe	3,4	3,1
Ohne Angabe	5,9	9

Tabelle zu Diagramm 3: Häufigkeit der Zufuhr angereicherter Lebensmittel in %

Art der Häufigkeit	in %
mehrmals täglich	15,8
1 x täglich	26,8
2-3 x wöchentlich	20,8
1 x wöchentlich	8,2
1-2 x monatlich	9,3
seltener/unregelmäßig	9,3
Ohne Angabe	9,8

Tabelle zu Diagramm 4: Eingesetzte angereicherte Lebensmittel in %

Lebensmittel	Häufigkeit
Alpro Soya	26,1
Alpro Soya Drink gekühlt	2,5
Sojadrink sonstige	12,9
Sojajoghurt/-pudding	5,9
Cornflakes + Müsli	11,2
Frucht-/Gemüsesäfte	8,7
Vegavita	3,4
Marmite	2,0
Margarine	1,4
Energy Drinks	1,1
Kakaopulver	0,8
sonstige	2,3

Tabelle zu Diagramm 5: Häufigkeit der Einnahme von Tropfen in %

Art der Häufigkeit	in %
mehrmals täglich	0,0
1 x täglich	22,2
2-3 x wöchentlich	7,4
1 x wöchentlich	18,5
1-2 x monatlich	7,4
seltener/unregelmäßig	25,9
bei auftretenden Mangelerscheinungen	14,8
Ohne Angabe	3,7

Tabelle zu Diagramm 6: Vitamin-B$_{12}$-Zufuhr in %

Art der Zufuhr	Häufigkeit
angereicherte Lebensmittel	24,9
Nahrungsergänzungsmittel (NEM)	25,8
angereicherte Lebensmittel + NEM	26,3
keine Zufuhr	23,0

Tabelle zu Diagramm 7: Ansichten über die Notwendigkeit der Supplementierung in %

Beurteilung der Notwendigkeit	in %
generell notwendig	26,1
in den meisten Fällen notwendig	27,2
in manchen Fällen bzw. für bestimmte Bedarfsgruppen notwendig	28,6
generell unnötig	6,7
in bestimmten Fällen unnötig	6,7
schädlich	2
weiß nicht	12,3

Tabelle zu Diagramm 8: Praktizierte Ernährung in %

Praktizierte Ernährung	Häufigkeit
100% Rohkost	1,4
90% Rohkost	4,5
Fructarisch/frutarisch/fruitan/frugan	0,8
Esse, was mir schmeckt	58,5
Mahlzeiten bestehen vorwiegend aus Grundnahrungsmitteln	61,3
Konsumiere oft Fertiggerichte bzw. Tofu-/Seitanprodukte/ Fast Food	25,2
Orientiere mich an Richtlinien einer veganen Vollwerternährung	27,7
Achte auf Zufuhr von Nährstoffen (z.B. Calcium, Eisen)	31,4
Außer-Haus-Verzehr hoch	6,4
Koche gern und oft	64,4
Sonstiges	12,0

Tabelle zu Diagramm 9: Erstrebenswerte Ernährungskonzepte in %

Ernährungskonzept	Häufigkeit
Rohkosternährung (vegan)	28,9
Fructarisch/frutarisch/fruitan/frugan	9,8
Lichtkost	5,3
Vollwerternährung (vegan)	62,7
Fast Food (vegan)	4,2
Nachahmung konventioneller Ernährung mit vielen „Fleischersatzprodukten"	8,4
„Hauptsache, es schmeckt"	5,9
Abwechslungsreiche Ernährung	68,6
Günstige und einfache Ernährung	19,6

ibidem-Verlag

Melchiorstr. 15

D-70439 Stuttgart

info@ibidem-verlag.de

www.ibidem-verlag.de
www.ibidem.eu
www.edition-noema.de
www.autorenbetreuung.de